U0203444

养生食疗方

上海纪实频道《扁鹊会》栏目 著

上海科学技术文献出版社
Shanghai Scientific and Technological Literature Press

图书在版编目（CIP）数据

扁鹊会养生食疗方 / 上海纪实频道《扁鹊会》栏目著.
—上海：上海科学技术文献出版社，2014.8
ISBN 978-7-5439-6333-7

Ⅰ.① 扁… Ⅱ.① 上… Ⅲ.① 食物疗法 Ⅳ.
① R247.1

中国版本图书馆 CIP 数据核字（2014）第 154137 号

责任编辑：张　树　李　莺
封面设计：王振宇
实习编辑：王蓓蓓

扁鹊会养生食疗方

上海纪实频道《扁鹊会》栏目　著
出版发行：上海科学技术文献出版社
地　　址：上海市长乐路 746 号
邮政编码：200040
经　　销：全国新华书店
印　　刷：常熟市人民印刷厂
开　　本：710×980　1/16
印　　张：13.75
版　　次：2014 年 8 月第 1 版　2014 年 8 月第 1 次印刷
书　　号：ISBN 978-7-5439-6333-7
定　　价：28.00 元
http://www.sstlp.com

扁鹊会 HUI 杏林春秋 颐养之道

编 委 会

· ·

严世芸　　程 峰　　叶 蕾

目　录

主食

薏（苡仁）　/002
小米　　　　/008
红薯　　　　/010
土豆　　　　/012
燕麦　　　　/016
玉米　　　　/020
芡实　　　　/024

坚果

芝麻　　　/032
杏仁　　　/034
栗子　　　/042

豆类

赤豆　　　/050
黑豆　　　/052
黄豆　　　/054

肉类

猪肉　　　/068
羊肉　　　/072

禽蛋

鸡蛋　　　/080
鸽子蛋　　/090

Contents

蔬菜

生姜　　　　　/094
芋艿　　　　　/096
山药　　　　　/100
大蒜　　　　　/116
冬瓜　　　　　/120
菠菜　　　　　/126
丝瓜　　　　　/128
白萝卜　　　　/132
蚕豆　　　　　/144
芦根　　　　　/152
黄瓜　　　　　/154

荷叶莲子　　　/158
苦瓜　　　　　/164
芹菜　　　　　/168
百合　　　　　/178
洋葱　　　　　/186
茄子　　　　　/194
紫甘蓝　　　　/196
马兰头　　　　/198
芫荽（香菜）　/200
韭菜　　　　　/202

点评专家介绍（以姓氏笔画为序）

何金森	上海中医药大学教授　上海岳阳医院青海路门诊部 针灸内科　医学博士
李文友	养生文化研究者　《白领养生的智慧》作者
李征宇	上海中医药大学教授　上海岳阳医院名老中医特需门诊部专家
沈红艺	上海中医药大学健康营养研究室主任　医学博士
张　正	原加拿大多伦多皇后医院神经外科医生
忻耀杰	上海中医药大学附属曙光医院中医五官科主任医师
林　洁	上海市中医医院儿科主任医师
胡祺祥	颜氏内科传承人　上海中医药大学附属曙光医院内科副主任医师
赵永汉	上海药膳协会秘书长
唐　红	上海中医药大学附属龙华医院内分泌科主任医师
曹振东	颜氏内科传承人　上海市第九人民医院中医科副主任医师
葛林宝	上海中医药大学教授　中国针灸学会常务理事
董耀荣	上海市中医医院心内科主任医师
蔡德亨	上海望族国宾医疗中心中医科主任医师
潘朝曦	上海中医药大学教授　上海名医特诊部特邀专家

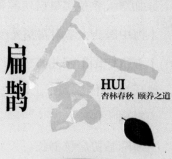

扁鹊 会

HUI
杏林春秋 颐养之道

主食

薏（苡仁）
小米　红薯
土豆　燕麦
玉米　芡实

薏（苡仁）

又名薏米、苡米、土玉米、薏仁、起实、草珠珠、米仁、六谷子等。既是常用中药也是常吃的食物，味甘、淡，性微寒，《本草纲目》认为薏仁有"健脾益胃，补肺清热，祛风胜湿，养颜驻容，轻身延年"的功效。

薏米赤豆粥

取等量的薏米和赤小豆，浸泡 2~3 小时，加入适量的水，烧开后转小火，煮 1 小时左右即可。

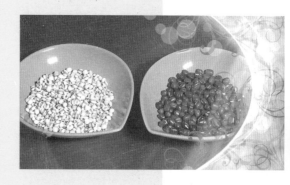

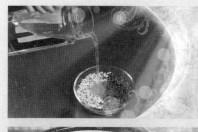

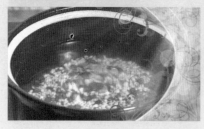

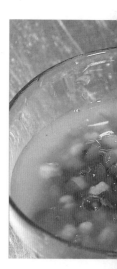

功效：

薏米既是常见的一味中药，又是家常熬粥时常用的一种粗粮。薏米赤豆粥能够利水渗湿、消水肿，还有健脾、补益作用，二者的膳食纤维含量都比较高，常吃有利于减肥。

点评：

董耀荣：很多人担心，将薏米和赤小豆这两种食物放在一起吃，会不会导致凉性过重？实际上，这种担心是多余的，这种粥非常安全。因为它只是一种食品，虽然偏凉但并不是寒凉。需要提醒大家注意的是，如果将赤豆换成绿豆，那就要当心了。如果食用者脾胃虚弱的话，就一定要考虑绿豆的分量是不是太重，而用赤豆就不用考虑这个问题，因为它比较安全。

李文友：在这两样食材中，薏米偏寒、偏凉性，赤豆是红色的，许多人以为它是热性食物，其实也是性平偏凉的，特别适合夏天吃。夏天湿气重，尤其需要祛水利湿。

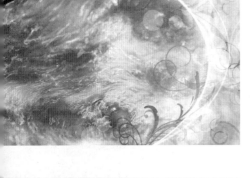

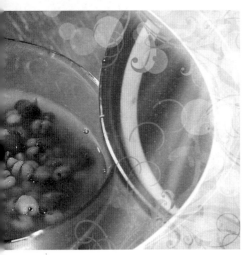

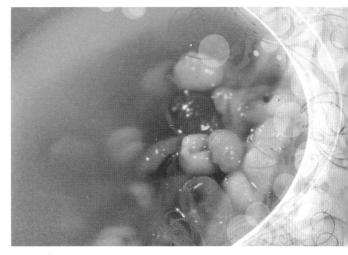

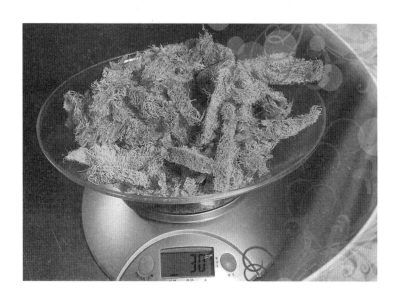

先取丝瓜络30克,薏米150克。
将丝瓜络放入500毫升清水中,烧
开后转小火煎煮半小时,去渣后放
入事先浸泡过的薏米煮粥即可。

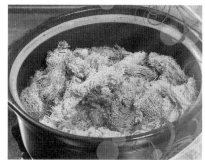

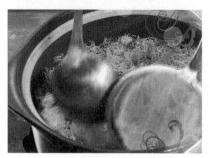

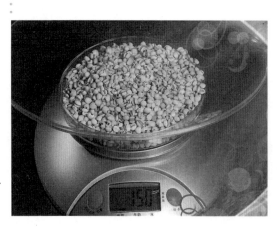

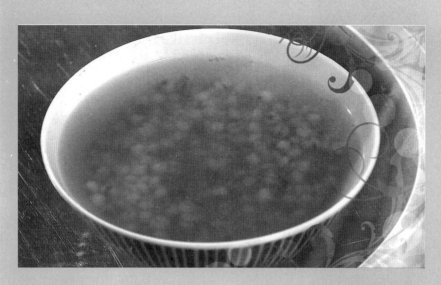

功效：

　　丝瓜络具有清热和降尿酸的作用，和薏米配合食用，祛痛风的效用还能进一步增强，薏米丝瓜络粥作为预防手段可以长期使用，安全无不良反应。

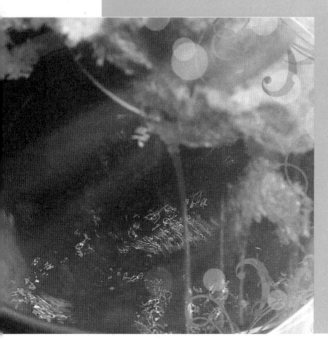

点评：

　　董耀荣：丝瓜络在夏季食用得比较多。但是由于丝瓜络这种食材在外观上不能引起食欲，口感不佳，在制作中需要采用一种比较巧妙的办法，就是先单独用水煮丝瓜络。建议大家每天都食用这种粥，特别对于那些痛风患者来说，他们食用的食材受到很大限制，有许多好滋味的食材都不能放心食用，有这种粥作为保障，就可以稍微松下口，生活也就更美好了。

健脾祛湿薏米汤

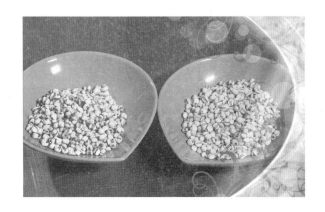

　　取生薏米、炒薏米各 15 克放入锅中，加入 150 毫升水，烧开后小火煎煮至 100 毫升左右即可，服用时以喝汤为主。

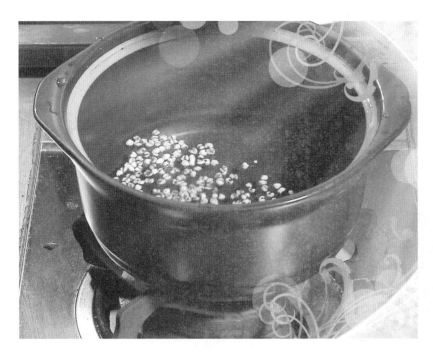

功效：

薏米具有健脾利湿的作用，炒熟的薏米健脾功效更强，对于脾虚导致泄泻和拘挛特别适用；此外，健脾祛湿薏米汤还具有一定的补钙功效。

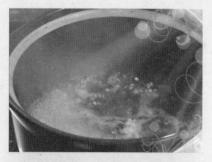

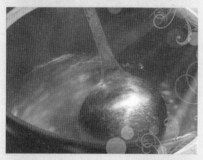

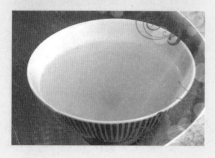

点评：

金熙荣：想要在补钙的同时解决脾胃和利湿问题，这时候就要用到薏米了。常言说，"治痿独取阳明"，即阳明经，也就是人们常说的脾胃经。这条经脉是治疗肌肉组织疾病的一条重要路径，而薏米如果用得好、用得到位的话，是有极好的功效的。

针对脾虚导致泄泻和拘挛要使用炒的薏米，但是这种症状有可能还与湿阻有关，因为湿阻导致清气不运行，就会发生拘挛，所以这时候还要用一部分生的来祛湿、祛痰，使经脉流利。一边是虚一边是邪，两边都要考虑到，所以要一半生一半熟。

李文友：薏米还有一种非常重要的功效，很多人皮肤上会生扁平疣，有的地方也叫瘊子，就是皮肤上突出来的一块小赘肉。扁平疣不易去除，但是吃薏米可以去疣。

小米

小米的营养价值很高，每100克小米所含蛋白质比同等质量的大米高，所含的脂肪、碳水化合物不低于同等质量的稻、麦，维生素B_1的含量位居所有粮食之首。但小米缺乏几种维生素，比如叶酸和赖氨酸的含量偏低。小米具有滋阴养血的功效，可以调养产妇虚寒的体质，帮助她们恢复体力。小米归脾、胃、肾经，具有健脾和胃的作用，特别适合脾胃虚弱的人食用。小米中色氨酸含量为谷类之首，色氨酸有调节睡眠的作用。

金针菜小米粥

取小米小半碗，金针菜温水泡开后，切成小段。然后加入小米量10倍左右的水，与金针菜同时入锅。开大火，煮沸待小米粥冒泡后，即关至中小火，再慢慢熬30分钟以上。待米和水融为一体，有了水乳交融那种感觉的时候，小米粥上面会出现一层淡淡的乳白色米油，这时，金针菜小米粥就熬成了。

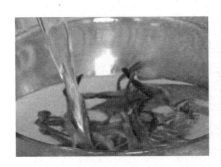
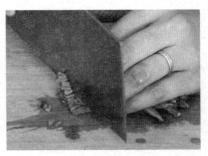

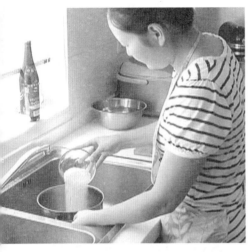

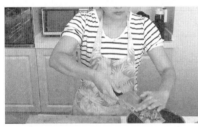

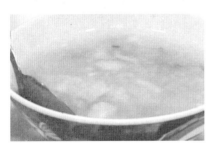

金针菜具有安神作用，女人食用金针菜小米粥可以养颜，男人食用可以和胃安神。

在某些地区，小米有"赛人参"的说法。小米铁的含量是大米的4.8倍，所以小米具有补血的功能。小米搭配红糖有补血、去恶血的作用，小米还具补肾气等多种功效。对于平时睡眠不好的人，建议他们用点小米粥，以食疗的方式来进行调养。

此外，小米里磷的含量很高，对于骨折的患者，我们就会要求他们在小米粥里加上骨头汤。因为骨头汤含有丰富的钙，钙与磷结合，就可以补充骨质，这样就可以帮助患者的骨质提早愈合。所以说，小米对于不同类别的患者作用都很大。

中医有一个说法叫做"胃不和则眠不安"，比如说有的人因为工作晚，肚子饿了，就喜欢在晚上吃点夜宵，但是如果吃下去的是油脂类，如肉和海鲜等不容易消化的食物，可能就会影响当天的睡眠，第二天早上起来还会觉得肚子里面空空的，而且嘴里有一股怪味道。而临睡前喝点小米粥的话，既可以和胃，容易消化吸收，又可以安神。

小米与山药搭配食用，有健脾补肾的作用；小米和红枣搭配，可以补血、安神。但是切记，小米不能和杏仁搭配食用。因为杏仁里包含的油脂和铅类成分可能会和小米产生冲突，造成一些不必要的不良反应。此外，小米也不要与寒凉的食物搭配，特别是金银花和菊花，这样的搭配反而会增加它的寒性，对健康不利。

红薯

红薯不仅是健康食品，还是祛病良药。据《本草纲目》记载，甘薯有补虚乏、益气力、健脾胃、强肾阴的功效。红薯中富含钾、β胡萝卜素、叶酸、维生素C、膳食纤维等多种微量元素，对心血管疾病以及便秘等都有较好的预防作用。红薯有防癌抗癌的功效，特别适合糖尿病患者食用。红薯所含淀粉的细胞壁比较坚韧，不容易被破坏，所以糖尿病患者食用后不会导致血糖迅速升高。但是要注意，食用红薯以后，当天的主食量就要相应地减少。

红糖红薯汤

红薯1个，红糖1勺。将红番薯洗干净，不剥皮，连皮切块，与水一起煮开。沸腾之后加入红糖，开锅后用小火煮15分钟即可。最佳食用时间是从立春到清明，每日下午3~5时食用最为合适。

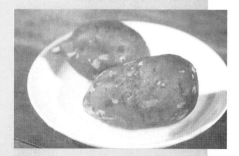
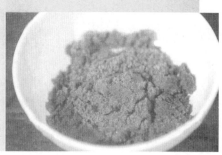
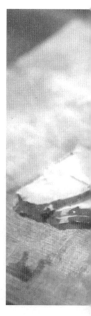

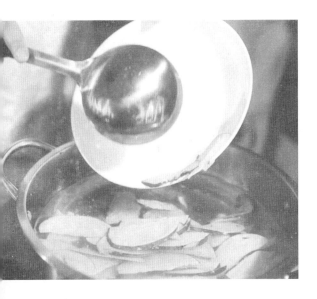

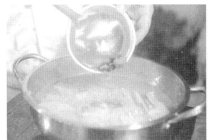

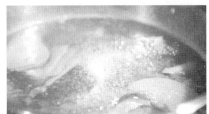

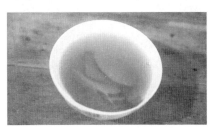

功效:

    该食疗方有增强免疫力、促进脾胃吸收的功效。

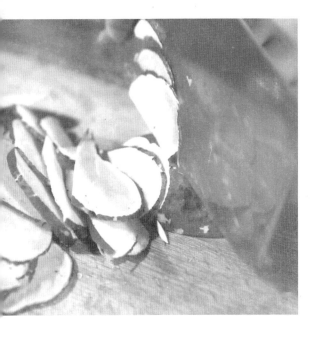

点评:

    张正:红糖红薯汤老少皆宜。但不建议有糖尿病史的患者食用。虽然少量饮用也可以,但是因为不同体质的糖尿病患者的症状不一样,所以并不鼓励他们饮用。另外有一点要记住,下午3~5时这个时段饮用只适用于春季,其他季节就不是这个时间了。如果是轻度感冒,可以每天服用1次,1~2周症状就会有明显改善。

土豆

土豆味甘、性平、微凉，归脾、胃、大肠经，有和胃调中、健脾利湿、解毒消炎、宽肠通便、降糖降脂、活血消肿、益气强身、美容、抗衰老之功效。主治胃火牙痛、脾虚纳少、大便干结、高血压、高血脂等病症，还可辅助治疗消化不良、习惯性便秘、神疲乏力、慢性胃痛、关节疼痛、皮肤湿疹等症。土豆营养素丰富，它所含的蛋白质和维生素C、维生素B_1、维生素B_2比苹果高得多，钙、磷、镁、钾含量也很高，尤其是钾的含量，在蔬菜类里排第一位。

牛奶土豆泥

取土豆2个，牛奶100毫升，土豆去皮放入水中烧熟，然后将土豆放入搅拌机中打成泥状，最后加入牛奶调匀即可。

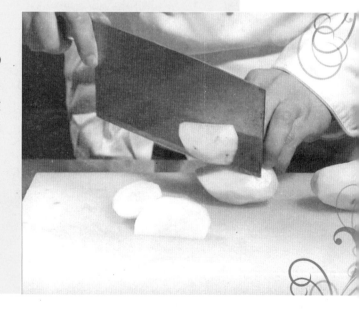

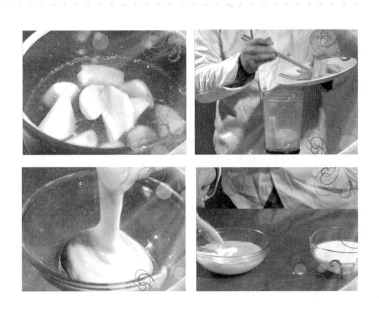

具有美容养颜、抗脂减肥等多重功效。

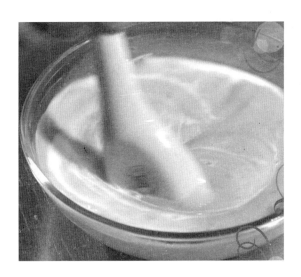

法国人很浪漫，给马铃薯起了个名字叫"地下苹果"，因为马铃薯所含有的维生素 C 含量比苹果高 2~3 倍，所以说它的维生素 C 含量是很高的。

取苹果一个，土豆半个，胡萝卜半根，将上述
食材一同放入榨汁机中，打汁服用。

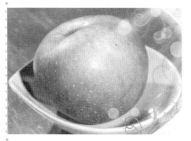 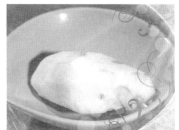 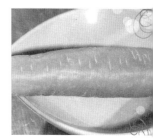

功效：

　　该食谱适用于
"三高"和便秘人群。
长期服用能排出体
内毒素，美容养颜，
对预防肿瘤等疾病
具有较好功效。

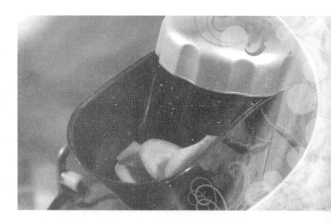

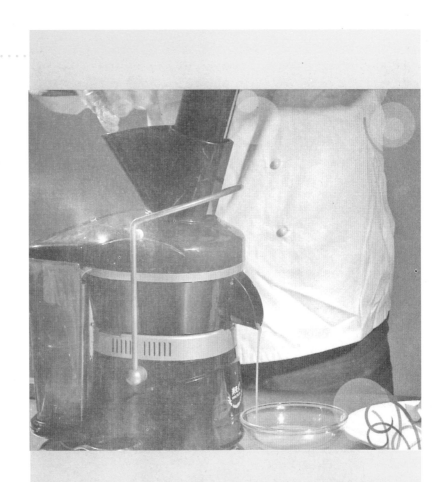

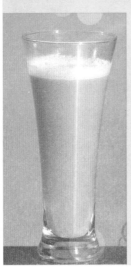

点评：

　　沈红艺：在人们的观念中，土豆是不能够生吃的，把土豆直接打成汁来饮用是一种比较新颖的方式，但是有比较严格的人群分类。比如"三高"人群，这类人群胃口特别好，肥胖比例较高，我们就建议可以适当生吃。此外，对于常见的肿瘤患者，需要食用新鲜果蔬汁，也适合采用这种吃法。

燕麦

燕麦性平,味甘,归肝、脾、胃经;具用益肝和胃之功效,用于肝胃不和所致食少、食欲缺乏、大便不畅等。燕麦可以促进血液循环,缓解生活工作带来的压力,预防心脑血管疾病;对脂肪肝、糖尿病、水肿、便秘等有辅助疗效,对老年人增强体力、延年益寿也大有裨益。

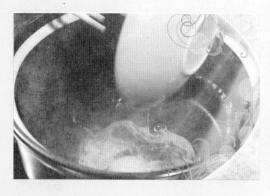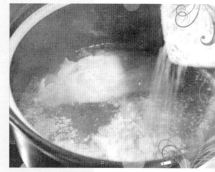

燕麦鸡蛋羹

燕麦粉 50~80 克,鸡蛋 1 个,糖少许,清水烧开后打入鸡蛋,待再次沸腾时放入燕麦,随后可依个人喜好加适量糖,或者葡萄干、核桃干等食材。

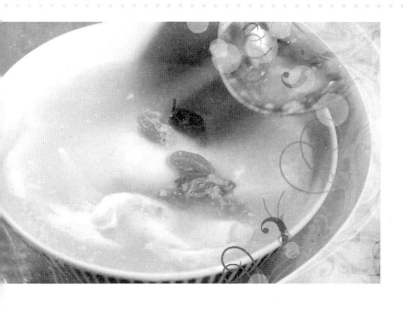

燕麦鸡蛋羹能够补钙，具有预防骨质疏松、促进伤口愈合、防止贫血、降低胆固醇等功效。

点评：

沈红艺：我做过调查，现在白领们经常食用的速溶营养燕麦片口感偏甜，实际上里面燕麦的成分含量不高，只有 20%~30%，只是有燕麦的名。实际上这样的食品是不太健康的。

平时去商场、超市挑选燕麦时要掌握两点：一是看包装后面的标牌部分，是否标注燕麦含量为 100%；二是为了节省时间可以选择速溶食品，用开水一泡就能吃。

日常将燕麦来当早餐是一种非常好的选择，最简单的办法就是用开水或者牛奶来冲调。因为白领人士从事

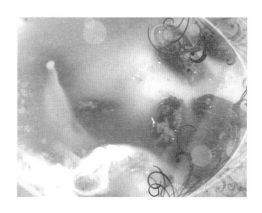

脑力劳动，建议可以加个鸡蛋。关于这一点，我自己有亲身体验。我坚持每天早晨都吃燕麦片，一年下来，家族遗传性的唯一不正常的血液指标，叫做低密度脂蛋白，就恢复正常了。

燕麦粥

玉米面（黄）150克，燕麦片100克，豆浆250克，白砂糖30克。将燕麦片洗净，放入锅内，加4碗水煮至熟并呈开花状；把冷豆浆和玉米粉搅拌，调成玉米糊；将玉米糊缓缓倒入煮熟的燕麦片锅里，用勺不停搅拌，直到烧开。这样，燕麦粥就完成了。

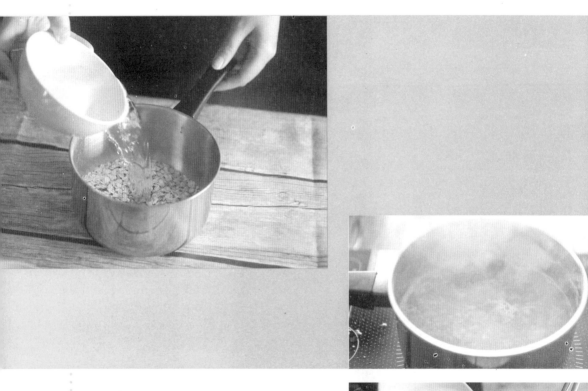

功效：

具有降血脂、降血糖的功效。

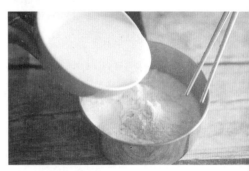

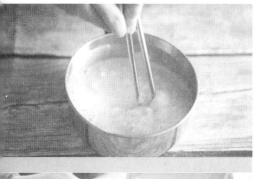

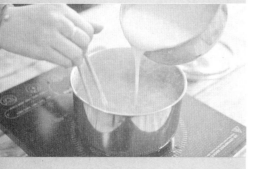

点评：

沈红艺：燕麦粥是一种非常好的食品，因为它可以降血脂。此外，它还可以降血糖。因为燕麦所含的一些成分在中医里被认为是寒性的，久食、多食容易导致腹泻。按照现代医学分类，这些被认为是寒性的成分实际是一种胶，不能被人体吸收，所以燕麦粥看上去是很黏稠的。这种胶无法被人体吸收，只能排出体外，所以它有倾泻的作用。李时珍在《本草纲目》里曾经专门讲到燕麦，他认为在大饥荒时期，没有东西吃的时候，燕麦是可以拿来充饥的。早晨吃一大碗燕麦粥，到了中午吃一点蔬菜沙拉，就吃不下去了，这对保持体重、降脂、降糖都有好处。所以燕麦是一种非常好的健康食品。

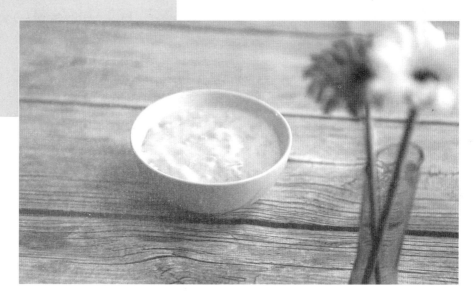

玉米

　　又名包谷、苞米、棒子、粟米、玉蜀黍等，是全世界总产量最高的粮食作物。玉米味甘、性平，归胃、膀胱经，有健脾益胃、利水渗湿作用。玉米中含有丰富的不饱和脂肪酸，尤其是亚油酸的含量高达 60% 以上，它和玉米胚芽中的维生素 E 协同作用，可降低血液胆固醇浓度并防止其沉积于血管壁。玉米中还含有一种长寿因子——谷胱甘肽，它在硒的参与下，生成谷胱甘肽氧化酶，具有延缓衰老的功能。

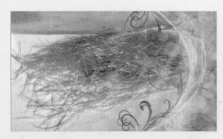 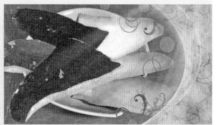

玉米须煮冬瓜

　　玉米须 30 克，冬瓜皮 30 克，加水 1 000 毫升，煎取 300~400 毫升，每日分 2 次服用。

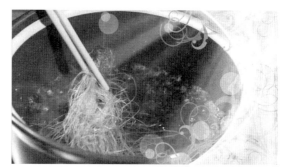

连服 5 日， 可帮助治疗妊娠水肿。

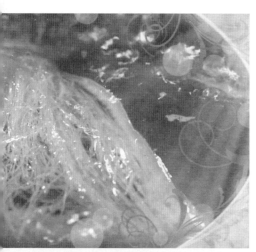

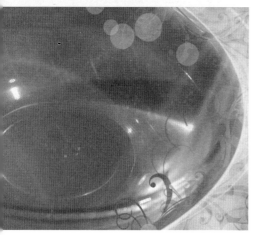

沈红艺：这是一个很好的民间验方，非常有效果。一些孕妇在妊娠后期会出现手肿、脚肿等现象，比如原来穿 36 码的鞋子，现在 37 码都穿不进去了，可是这时又不能随便吃药，就可以用到这个食疗方。

吃水煮玉米时要注意，玉米的胚芽部分富含多种营养成分。但是大家在吃玉米的时候，常常会把这个部分留在玉米棒上面，造成很大的浪费。人们啃完玉米之后，会发现玉米棒上留下很多很小的颗粒，那就是胚芽，一定要把它吃下去。所以我们得像小松鼠那样，特别仔细地啃玉米。

准备玉米须 100 克，鸡蛋 1 个，将玉米须和鸡蛋分别洗净，加入整个鸡蛋（不要打碎蛋壳）， 加水和玉米须同煮。蛋熟后去皮，再煮片刻，吃蛋喝汤。

功效：

具有平肝、清热、利尿、祛湿之功效，适用于肝瘀气滞型前列腺增生患者。

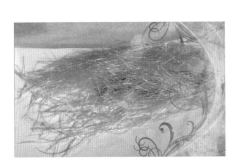

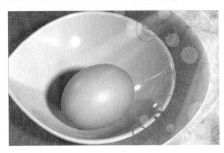

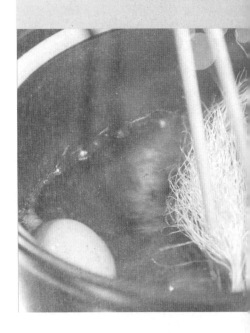

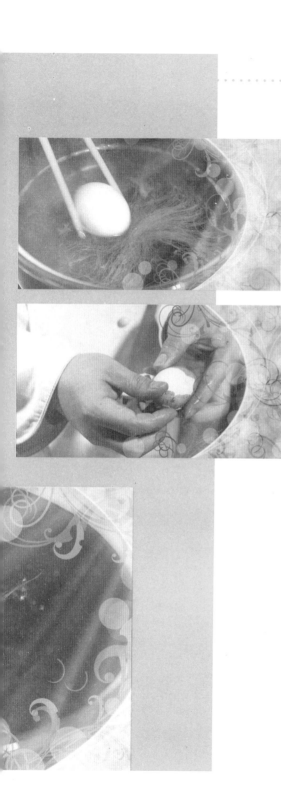

李文友：许多男性会有一个难言之隐，那就是前列腺方面的问题，特别是人到中年以后，症状更加明显。玉米须煮鸡蛋就是一个可以通过食疗将这种症状加以改善的验方。鸡蛋熟了以后，把鸡蛋捞出来剥去蛋壳，再煮一会儿，让玉米须的成分和鸡蛋的成分再混合一下，然后吃鸡蛋，同时把煮玉米须的水也喝掉。

常吃玉米还可以保护视力，这要归功于玉米中所含有的两种物质，一个叫黄体素，另一个叫玉米黄质。玉米为什么是黄色的呢？就是因为里面含有这两样东西。这两种成分对保护视力有很大的作用。此外，玉米富含硒，所以它还有防癌抗癌的作用。

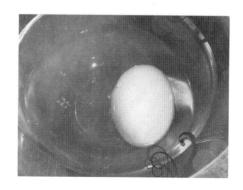

芡实

芡实,俗称"鸡头果",又名鸡头米、鸡头荷、鸡头莲、刺莲藕、假莲藕、湖南根等,与菱角、莲藕、荸荠并列为四大水生蔬果。芡实性平,味甘、涩,归脾、肾经,有益肾固精、补脾止泻、祛湿止带的功效。

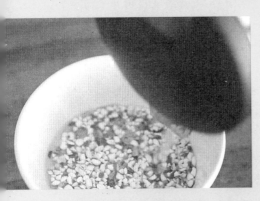

芡实杂粮粥

芡实、薏米、白扁豆、绿豆、赤小豆各若干。先将芡实泡一晚上。往锅里加入500毫升水,在水煮开后,将泡好的芡实、薏米、白扁豆、绿豆、赤小豆等一起放入锅中。等水再度烧开后,调至小火,煮1小时左右即可。可以作为早餐来食用。

功效:

芡实搭配不同的食材,具有不同的功效,可以根据自己的身体状况来进行调节。比如加入白扁豆,就具有健脾补肾的作用;加入赤小豆、绿豆,还具有利尿作用,排尿会变得非常顺畅。

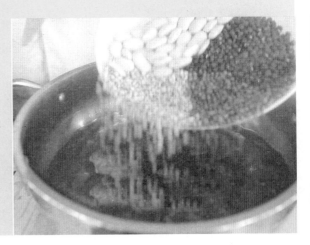

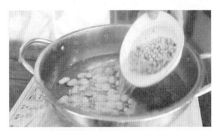

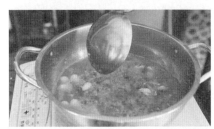

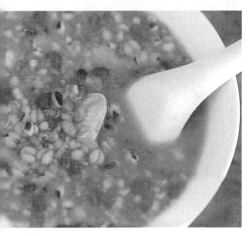

董耀荣：芡实可以直接煮来吃，但是这样的吃法口感不是很好，可以加一些其他的杂粮做粥。比如芡实杂粮粥，口感就提升了很多，坚持把它作为早餐，可以健脾补肾，还能利尿，此外，坚持把吃这种粥当做早餐，还具有一定的减肥功效

做过芡实的人知道，这种食材非常难煮，往往需要煮一个晚上，这样一来，其他杂粮就会煮得过烂，不仅口感下降，还会造成营养流失。最好用电炖锅来煮芡实，这种锅的热量非常小，开起来不会溢得一塌糊涂，基本上就是微煮。用这种锅将芡实煮一个晚上，第二天早上再把其他食材放进去，再煮个半小时就可以吃了。

很多女性有气血不足的毛病，吃芡实杂粮粥的时候可以再加入一些红枣，如果同时伴有脾虚、气虚症状的，还可以加入一些补气的食材，比如山药，吃起来口感也不错。

对于经常熬夜的人来说，芡实杂粮粥能改善睡眠。人的睡眠非常重要，充足的睡眠对补血、补阴都是有好处的。如果早晨吃点芡实杂粮粥来补一补，元气恢复得就快一点。

白果
芡实汤

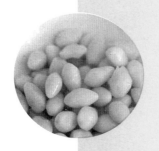

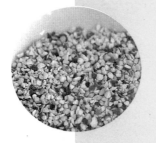

　　白果 8 克，芡实 15 克，在煮锅中放入水，待水烧开后将白果与芡实同时倒入。先以大火煮 15 分钟左右，然后再调至小火，慢慢熬 3 小时左右即可。喝汤同时可把白果和芡实都吃下去。如果觉得芡实煮汤耗费时间过长，也可以将芡实打成粉，熬成粥服下。

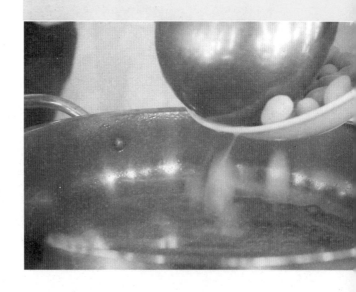

功效：

　　对于女性带下病有明显疗效。

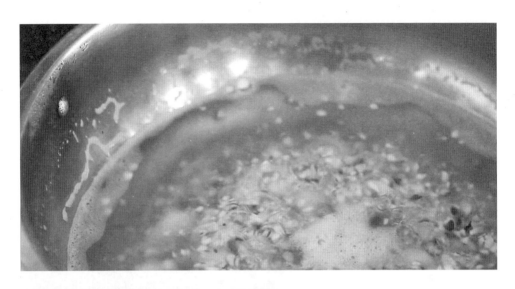

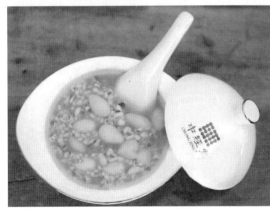

点评：

　　董耀荣：很多老年妇女有阴道炎、带下等症状，年轻妇女中也不乏这类患者，具体症状有白带多、颜色偏黄、滴沥不尽等。对于这类患者，就可以用芡实加上白果炖成汤喝。白果也有收涩功效，两种食材一起炖，可以治疗带下病。

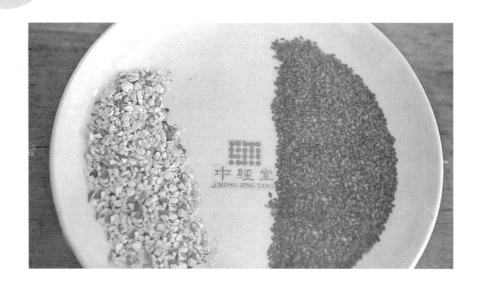

取 50 克芡实，50 克黑芝麻。
先把芡实与黑芝麻放在锅中炒
熟，再放入粉碎机中打成粉末。
吃的时候，每次舀几勺出来。先
把锅中的水烧开，然后将芡实和
黑芝麻粉末放入锅中，煮成一碗
芡实黑芝麻糊。

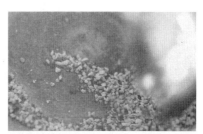

功效：

具有润肠补肾的功效。

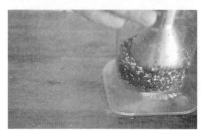

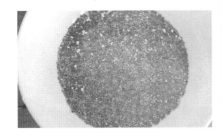

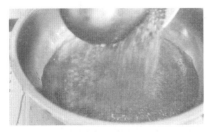

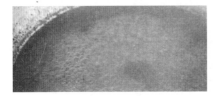

点评：

李文友：现在，很多白领老说自己肾虚，按照常理，肾虚应该是老年人的事，而现在已经明显年轻化了。芡实是补肾的，那么芡实黑芝麻是不是对肾虚有所帮助呢？答案是肯定的。

董耀荣：这是一个巧方，因为它中和了两者的不良反应，芡实和黑芝麻这两种食材，一个比较容易干，一个可以润肠，两者单独用都有各自的副作用，都有针对的适合人群，二者结合则将这些不良反应抵消掉了，而且这样一来，补肾的作用还增强了。这个方子适合长期服用。

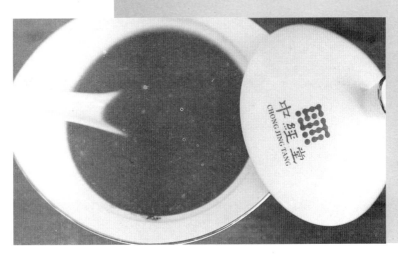

扁鹊

舍 HUI
杏林春秋 颐养之道

坚果

芝麻
杏仁
栗子

芝麻

黑芝麻又称胡麻子、脂麻。芝麻味甘、性平，能补肝肾，益精血，润肠燥，适于治疗身体虚弱、头发早白、贫血、大便燥结、头晕耳鸣等症状。黑芝麻可用于治疗脱发，在乌发养颜方面的功效更是有口皆碑。

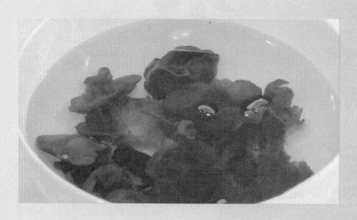

黑木耳芝麻糊

按 3:1 的比例取黑木耳和黑芝麻，黑木耳在温水中发涨。先把黑芝麻放在锅中炒熟，待芝麻的香味飘出，即表示芝麻已经炒熟。然后将黑木耳和黑芝麻放入粉碎机，加入适量的凉开水，用粉碎机粉碎。待黑木耳与黑芝麻粉碎成糊状时，即可盛出食用。喜欢甜食的话，可加入少许的蜂蜜或白糖。

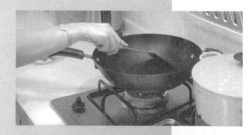

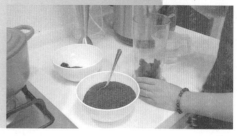

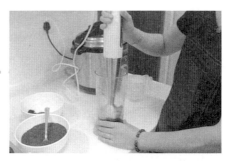

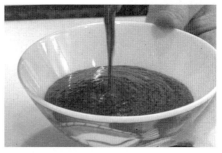

功效：

木耳含有抗肿瘤活性物质，能增强机体免疫力，经常食用可防癌、抗癌。黑芝麻糊会令皮肤滑溜、少皱纹，还会令肤色红润白净，更可以治疗便秘。

点评：

沈红艺：芝麻从颜色区分，有白的、黑的，还有黄的、灰褐色的，但是我们一般知道的就是黑芝麻和白芝麻两种。黑芝麻一般都是入药的，白芝麻则主要是用于制作各种点心，用在餐饮方面比较多一些。从成分上说，无论是其所含的脂肪还是维生素 E、膳食纤维和钾钠比例，黑芝麻都要远远高于白芝麻。此外，两者的市场价格相差也比较多。将芝麻炒熟，放在密封罐里，秋冬季可放置一个月，夏天置于冰箱冷藏室也可放置一个月。

李文友：前两天我看了一份民国时期的资料，里面介绍了一道非常好的美容食疗方，其中就有黑芝麻，现在将这个方子推荐给大家：将黑芝麻、核桃、黄豆、花生几种食材按 1：1 的比例混合，磨成粉状。前提是，这些食材都是炒熟的。我个人认为，黑芝麻也可以稍微多一点，再加入炒米粉。然后用糖拌匀，可以当点心来吃，也可以用开水冲兑成糊状。这是当时很受追捧的一个美容养颜食疗方子。

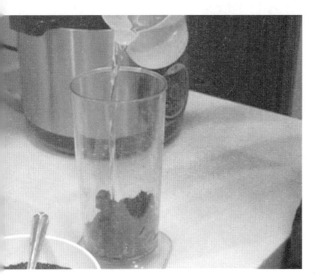

杏仁

《本草纲目》中记载"杏仁能散能降，故解肌、散风、降气、润燥、消积，治伤损药中用之。治疮杀虫，用其毒也。治风寒肺病药中，亦有连皮尖用者，取其发散也"。杏仁用作止咳药具有非常悠久的历史，张仲景所著的医书里就记载了很多用杏仁来止咳的方子，比如麻杏石甘汤，就是用麻黄、杏仁，再加入石膏治疗日咳。

阿胶杏仁粥

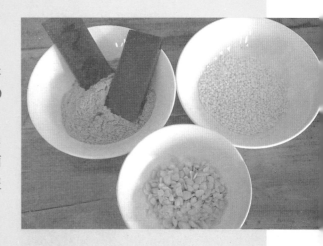

阿胶 15 克，杏仁 10 克，糯米 30 克。将杏仁放入锅内，加水 500 毫升，煎取 100 毫升，去渣取汁，放入糯米，大火煮沸再转小火熬 1 小时左右，煮成粥。将阿胶用黄酒烊化为汁，兑入粥内搅匀，趁热服用，余下的可放入冰箱冷藏。

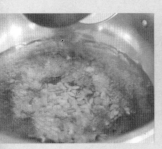
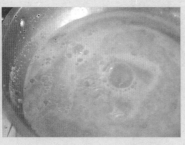

功效：

具有养阴清肺、降气平喘之功效。适用于肺阴虚引起的咳嗽气短、咳嗽咯血等症。对治疗小儿咳嗽，可分为 1 周服用。

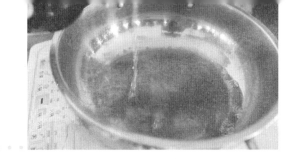

点评：

董耀荣：阿胶杏仁是儿科治疗咳喘的验方，杏仁可以止咳，阿胶具有滋阴补血的作用，是著名的补血药材。中医所说的补血还具有另外一个作用，那就是安神，因为人的心神是藏在心血里面的，如果心血亏欠，心神就会外溢，就会出现心神不宁的状况。所以，要让心神安宁下来就需要补血。阿胶是补血药里面的圣药，也是最好的补血药。

李文友：所以养血安神，养血和安神是连在一起说的。

董耀荣：在咳嗽的患者当中，有很多人多多少少都会有些睡眠障碍，尤其是晚上咳得特别厉害的时候，自然就睡不好觉，越睡不好就越咳嗽，形成恶性循环。而服用阿胶浆以后，心神逐渐安宁，咳嗽症状就会慢慢减轻。所以说这个方子是非常有智慧的。

在药方的用量上需要提醒的是，由于阿胶比较滋腻，滋补很厚味，所以不能吃得太多，一般5岁以下的小孩每天用量为3克阿胶加2克杏仁，千万不能过量。这里的杏仁是要炮制过的，不能是生的。两味药加水熬汤服用即可。

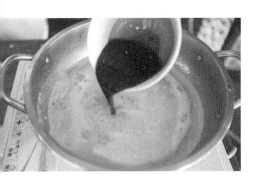
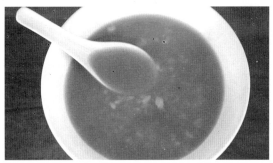

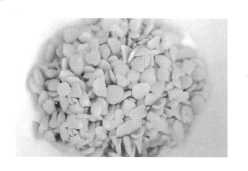

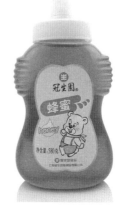

炮制过的北杏仁30克，100毫升蜂蜜。将杏仁研为粉末，倒入100毫升的蜂蜜中，搅拌均匀。每次食用2~3勺，开水冲服即可。

功效：

具有润肺止咳、清热解毒的功效。

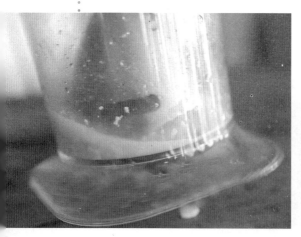

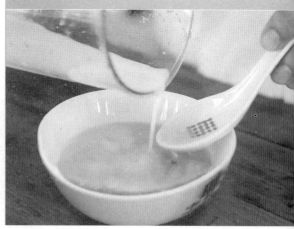

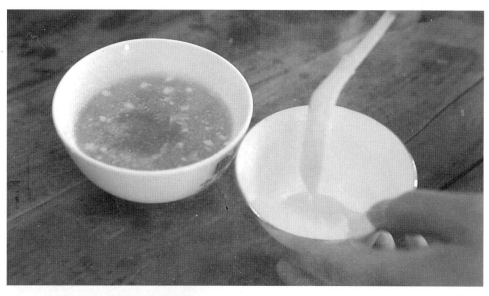

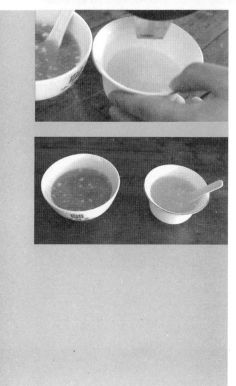

点评：

董耀荣：这个方子非常值得推荐，首先它简便易行，制作起来很方便，同时镇咳的作用非常显著。蜂蜜具有润肺止咳的作用，另外还能清热解毒，可以祛除食物中的部分小毒，所以食用起来也就更安全了。

李文友：蜂蜜还有润肠的作用，两者搭配在一起则两种作用都很明显，尤其是镇咳的作用。

董耀荣：对于急性咳嗽的治疗，蜂蜜相对来说是比较滋润的，因而清热解毒的作用也相对较弱。而对于慢性咳嗽，或者反反复复的咳嗽，该食疗方无论是预防还是治疗都很有效果，而润肠通便的效果就更不用说了。

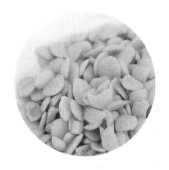
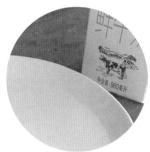

炮制过的北杏仁 10 克，200 毫升牛奶。将杏仁打碎成粉，放到 200 毫升牛奶中搅拌均匀，将一张面膜纸放入牛奶杏仁中，浸泡约 10 分钟，然后将面膜敷在脸上约 20 分钟后，用清水将面部冲洗干净即可。

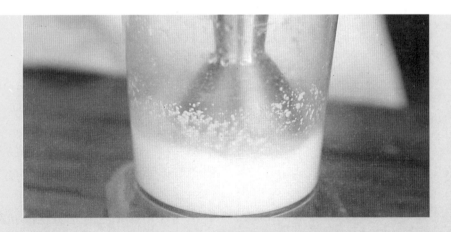

功效：

杏仁粉含有丰富的维生素 E 以及矿物质，可以有效滋养美白肌肤，留住水分。

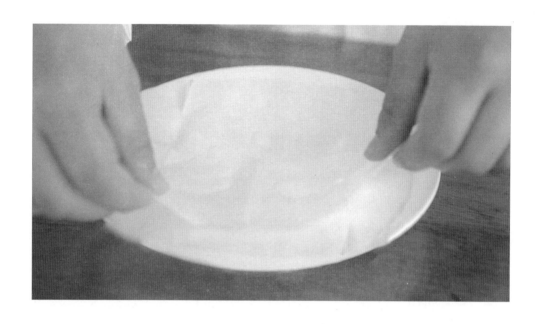

点评：

　　李文友： 这款面膜制作起来还是比较方便的。

　　董耀荣： 制作一次还可以反复使用多次。每次大约用10克杏仁粉加一瓶牛奶，一次用不完，剩下的可以放入冰箱内，200毫升一瓶大约可以用上1周。这样算起来，这款面膜的成本非常小了，可以说是又便宜、又好用、又方便。

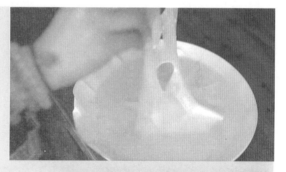

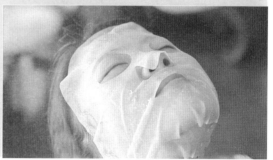

杏仁茶

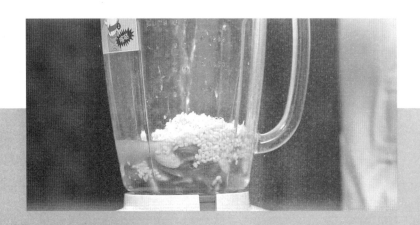

　　杏仁 200 克，糯米 100 克，冰糖 10 克。杏仁用清水浸泡 10 分钟，直到能很容易地撕去表皮的程度；糯米淘洗干净后提前浸泡 6 小时，使糯米吸收足够的水分；将泡好的杏仁、糯米一起放入搅拌机内，加入 500 毫升左右的清水搅打，直到无大颗粒即可。将搅打好的杏仁、糯米汁，经漏网过滤，加入冰糖，再用文火慢煮，同时搅拌至冰糖溶化，闻到杏仁飘香即可。

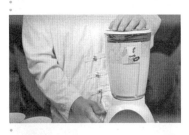
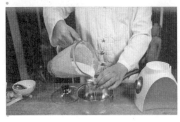
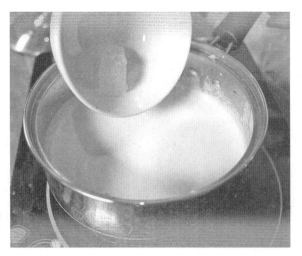

此方具有润肺、消食
积、散滞气的功效。

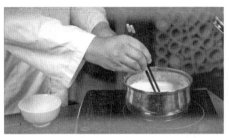
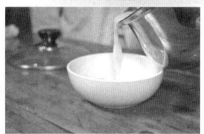

点评：

李文友：　杏仁具有美容的作用，这一点在中医里面是有理论依据的。中医讲杏仁归肺经，可以润肺养颜，因为肺主皮毛。杏仁中含有大量的维生素E，具有润滑皮肤的作用，同时还有很好的抗氧化、抗皱纹的作用。

唐宋以后，宫廷里流传着这样一个习俗，那就是女子要吃杏仁。吃多少为好呢？当然也不能吃得太多，每天大约23颗，也就是23克左右，基本上一颗杏仁的重量是1克。而且一定要吃南杏仁，因为南杏仁是没有毒的。

北杏仁一般用于入药，吃上去是苦的。南杏仁简称甜杏仁，每天吃23颗就可以了。

现在有一种叫巴旦木的干果，外形和口感与杏仁很相似，但不是此处说的杏仁。巴旦木跟杏仁是近亲，但是两者功效各有不同。我们平常说的"杏仁"一般指南杏仁、甜杏仁。杏仁里面含有一种叫杏仁苷的物质，现代医学认为这种成分具有非常好的抗癌作用。

现在市面上有磨好的杏仁粉出售，用开水冲一下就可以喝了，杏仁的香味扑鼻而来，让人感觉很纯。可是如果仔细研究它的成分，就会发现里面常常含有杏仁香精，我们闻到那种很纯的杏仁香味就是这种香精发出的。所以如果不怕麻烦的话，我建议大家自制真正的杏仁茶。

栗子

又名毛栗、板栗，素有"干果之王"的美誉。味甘性温，归肾、肠、胃。具有养胃健脾、补肾强筋、活血止血的功效。

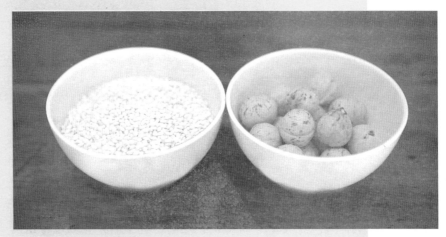

栗子糕

取糯米和栗子若干，先将糯米和栗子放在粉碎机里磨成粉状，以1:1的比例调和在一起，然后加入水、糖和鸡蛋，直到比较黏的程度。取一个做蛋糕的模子，把调和好的糯米和栗粉浇进去，放入锅中大火蒸20分钟，或用烤箱烤15分钟即可。

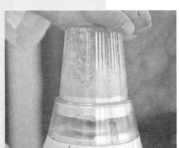

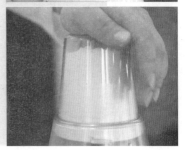

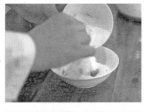 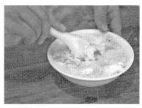

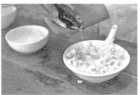 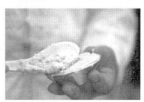

栗子糕既养胃，
又健脾。

董耀荣：相对于栗子奶油蛋糕而言，栗子糕虽然成分简单，却是一种非常好的食物。对于患有消化不良疾病的人，食用这种磨碎的东西会比较好。很多人认为，养胃和健脾是一回事，其实不然，健脾不完全等于养胃，有些人容易腹泻，除了脾虚不运之外，还因为胃部有问题，两者往往交织在一起。而这个栗子糕，既可以解决胃不好的问题，同时对脾胃不运也非常有好处。因为胃不好、脾不运的人，这两种症状往往是混合在一起的。比如说患有胃胀气的人，就很容易泄泻，而这样的患者如果每天早上把栗子糕当点心来吃，效果就会非常好。

李文友：栗子除了健脾养胃、补肾强筋的作用之外，还有一个比较重要的功效就是活血止血。举一个例子，古代人在治疗跌打损伤、筋骨肿痛的时候，往往会用到栗子。而这个用法很有意思，不是内服，而是外用。将栗子捣碎，涂在受伤的地方，恢复起来就会很快，因为栗子具有活血止痛的作用。

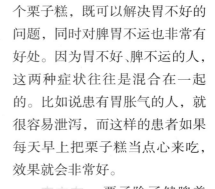

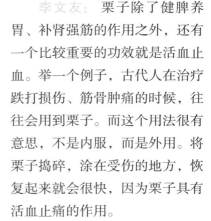

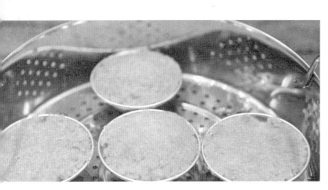

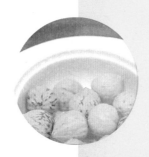

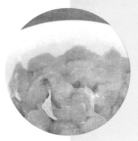

红枣栗子瘦肉汤

取 250 克栗子，适量瘦猪肉放在一起炖煮成汤。如果再放入适量红枣，还可以治疗老年气虚咳喘。这是民间很有名的一道药膳，很多药膳书上都有记载。这道红枣栗子瘦肉汤，不用肉，改用排骨也可以，主要就是和猪肉一起烧汤。

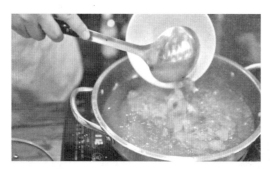

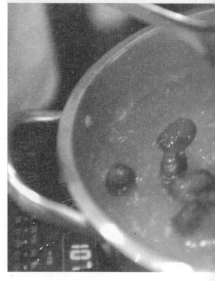

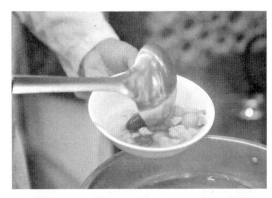

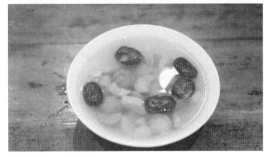

功效：

　　对于治疗气管炎有明显作用。

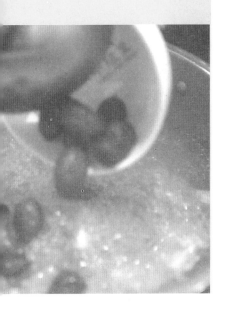

点评：

　　董耀荣：这道汤味道非常鲜美。

　　李文友：喜欢素食的读者也可以不用猪肉，直接用栗子和红枣熬汤，对于治疗体虚、四肢乏力、食欲缺乏等症有很好的功效。

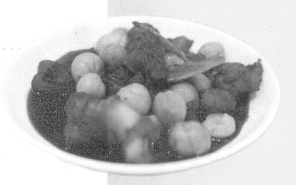

栗子
烧牛筋

栗子 15~20 颗，牛筋 250 克左右。先把牛筋在锅中煮上 8~10 小时，待牛筋完全熟透并软化后，放入栗子。加入酱油、糖、生姜、八角等调味品，再以小火慢炖 1 小时左右，这道美味香嫩软糯的栗子烧牛筋就做好了。

功效：

具有强筋健骨、补肾的功效。

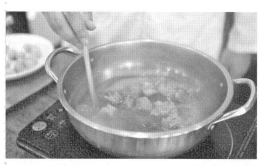

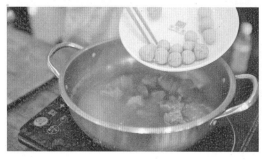

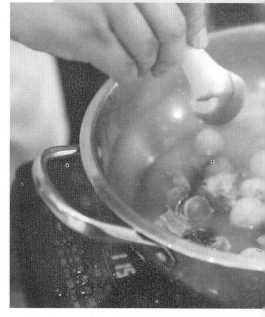

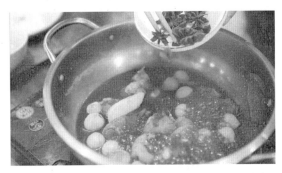

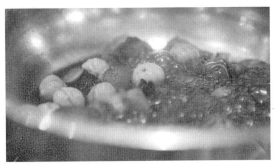

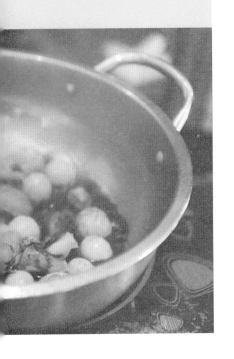

点评：

　　董耀荣：栗子作为秋冬季节的一种重要补益品，它的主要功效是什么呢？是补肾。秋冬季节正是补肾的季节，所以我在此推荐这款用栗子制作的药膳。最好使用牛筋和栗子一起烧，牛筋具有强筋健骨的作用，再加上栗子补肾的作用，就具有补肾强筋骨的功效。这道菜特别适用于双下肢无力的治疗。这是现在非常常见的一个临床症状，我在临床上每天都可以碰到十多例，主要表现就是两下肢都没有力量。究其原因，这是由肾虚引起的腰膝酸软、腿无力，这类患者经常食用栗子烧牛筋，症状会有所减轻，也没有什么不良反应，不妨一试。

扁鹊

会 HUI
杏林春秋 颐养之道

豆类

赤豆
黑豆
黄豆

赤豆

又名红豆、小豆。赤豆味甘、酸,性平;归心、小肠经。利水消肿,解毒排脓。具有治疗脚气水肿、黄疸尿赤、风湿热痹、痈肿疮毒、肠痈腹痛的功效。

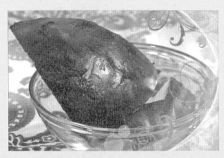
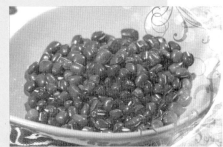
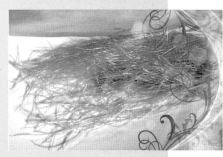

冬瓜皮赤豆饮

冬瓜皮30克,玉米须15克,赤小豆12克。将冬瓜皮清洗净、切碎。将赤小豆淘洗干净,放入砂锅,加足量水,大火煮沸后,改用小火煨煮30分钟,待赤小豆呈熟烂状,加入冬瓜皮、玉米须,继续煨煮20分钟,待赤小豆酥烂即成。

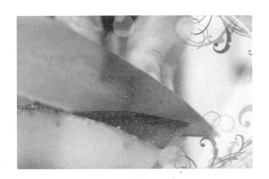

具有清热、利水、褪肿的功效。服用胰岛素增敏剂的患者，如果出现水肿症状可适量食用。

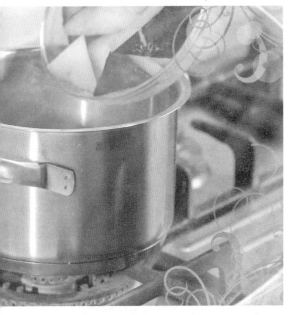

唐红：糖尿病患者在吃饭前最好先喝一点汤，然后再吃饭，同时吃饭速度要慢，这样血糖就会升得慢一点。有些服用胰岛素增敏剂的患者会出现水肿症状，如果采取西药来治疗，长时间服用容易导致电解质紊乱，同时还会干扰糖代谢。我建议这类患者去市场买点玉米须、冬瓜皮、赤小豆来煮汤喝。如果要长期使用胰岛素增敏剂，这道汤也可以长期饮用，基本没有不良反应。

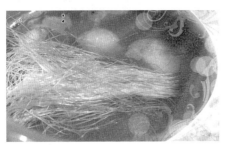

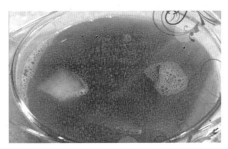

黑豆

黑豆，又名乌豆，内含丰富的蛋白质、多种矿物质和微量元素。黑豆性平、味甘；归脾、肾经；有解表清热、养血平肝、补肾壮阴、补虚黑发之功效。《本草纲目》："黑豆入肾功多，故能治水、消胀、下气，治风热而活血解毒。"

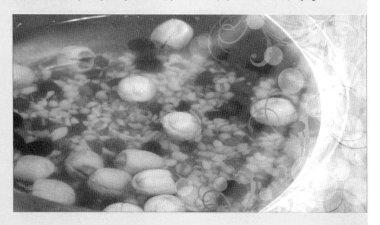

三豆饮

取黑豆 25 克、赤豆 25 克、绿豆 25 克、芡实 25 克、莲子 25 克、薏米 50 克、大米 100 克，先将除大米以外的 6 样食材洗净，用清水浸泡至少 4 小时，随后放入高压锅，加入适量水，大火煮开后盖阀，等阀吱气后，再中火煮 15 分钟后关火。在锅内焖 15~20 分钟，三豆汤就煮好了。夏天可按个人喜好加入冰糖或白糖，待冷却后饮用，既清凉，又败火。在三豆汤中加入大米煮粥，即成三豆饮。

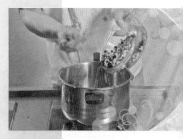

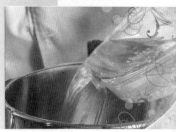

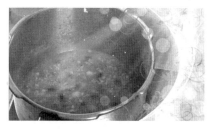
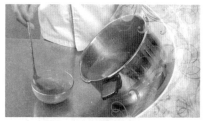
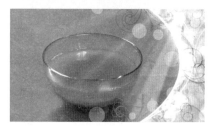

具有祛湿解毒的功效。

曹振东： 夏季如果凉性和寒性的东西吃得多了，就会造成内湿，再加上这个季节本身有外湿，这时候的脾胃可就称得上内忧外患了。在这个时候，饮用"三豆饮"可以祛湿。"三豆饮"是把几张有名的祛湿良方合并在一起，既简单又方便，而且效果很好。

胡祺祥： 有的人本来脾胃功能就不太好，食用豆类食物以后，容易胀气；还有的人患有消化不良，或者尿酸高、肾功能不健全等疾病，以上这几类人都不太适合吃豆类食品。此外还有两种煮法：一种是针对脾胃消化功能比较好的人，他们食用豆类不容易胀气，就可以把大米放在上面介绍的三豆汤里，然后直接煮开，连同豆和米一起吃；第二种是煮粥的时候，薏米、芡实、莲子三种食材后放，其他的食材跟大米一起下锅。

这三种豆类有一个共同作用，那就是解毒。暑邪其实是一种毒，而黑豆同时又有补肾的作用，有的女性夏天经过阳光暴晒后脸上会长出黑斑，还有的人有白癜风、白斑等，这就要用到黑豆补肾祛风的作用了。黑豆对女性来讲，是一种很好的祛湿良方。

曹振东： 黑豆还有一个妙用。许多人熬夜后第二天就会长出黑眼圈，也可以用三豆饮来进行治疗。因为黑眼圈产生的原因，除了人们常说的肾亏、瘀血之外，颜氏内科还认为，与人的湿气有关。这款三豆饮的组成里，三种豆是主料，还有薏米、芡实和莲子。也就是说，在使用了祛湿利水的豆类之外，还用了一味收敛的食材，那就是芡实，在祛湿的同时，又不会伤到人的正气，同时还能补肾精，具有收敛作用。此外，莲子和薏米这两种食材能够健脾祛湿，暗合了强调调养人的脾胃的原则。

黄豆

黄豆是一种含有丰富蛋白质的豆科植物，人类种植大豆的历史已经有 5 000 多年，大豆是豆类中营养价值最高的品种之一。大豆味甘、性平；归脾、大肠经，具有健脾宽中、润燥消水、清热解毒、益气的功效。

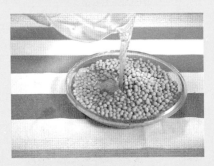

黄豆猪蹄汤

黄豆 100 克，猪蹄 500 克，黄酒 30 毫升，冬笋 100 克，葱、姜少许。提前一天先将黄豆用水浸泡备用；将焯水后的猪脚放进锅内，再将事先浸泡好的黄豆和水倒入。文火焖煮 2 小时左右，加入小葱、姜片、冬笋，煮至猪脚半酥加入适量黄酒、精盐和 1 小勺醋，继续焖煮 1 小时至猪脚酥烂。最后加入少许白胡椒粉进行调味后，即可出锅。

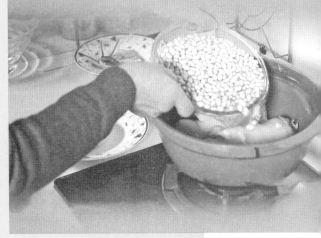

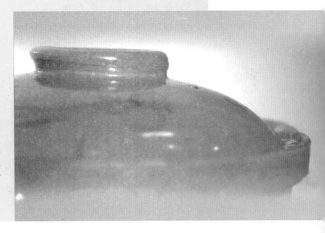

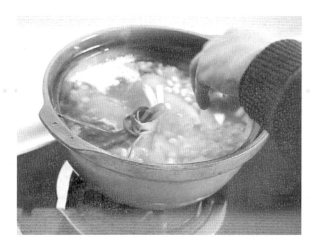

具有补虚养生，增加蛋白质，补钙强身、预防骨质疏松等功效。

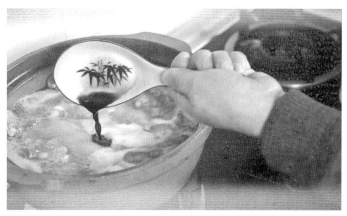

点评:

沈红艺: 黄豆猪蹄汤对骨质疏松有预防作用，也就是说，凡是有虚症的人，比如妇女产后奶水比较少的，都适合喝这款黄豆猪蹄汤。猪蹄营养丰富，尤其是胶原蛋白含量很高。猪蹄和黄豆一起炖汤，豆在里面起的作用还是非常大的。因为黄豆在古时候就被人们称为"植物肉"，也就是说，当一个人肉类摄入量比较少的时候，黄豆可以起到补充作用。

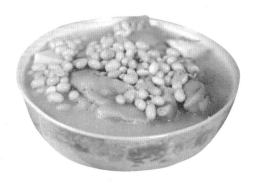

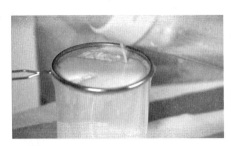

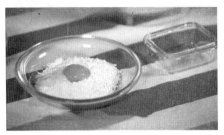

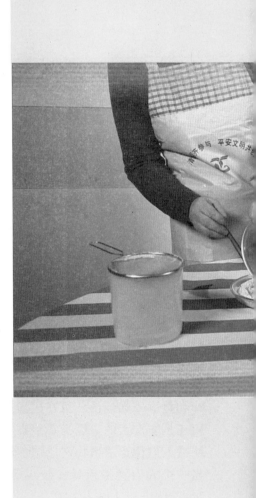

　　干黄豆 50 克，面粉 50 克，鸡蛋 1 个。先用豆浆机将黄豆打成豆浆，然后滤出豆浆，留下豆渣备用。再将鸡蛋打入面粉中，并加入少许水后充分拌匀，接着加入备用的豆渣继续搅拌成面糊状；放入少许食盐、小葱。最后，在锅中倒入一些食用油；再将搅拌好的豆渣面糊倒入锅中，用小火煎烤摊成圆饼状，待豆渣饼呈金黄色即可出锅。

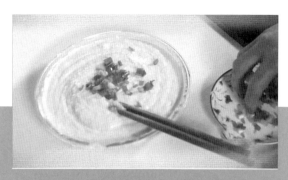

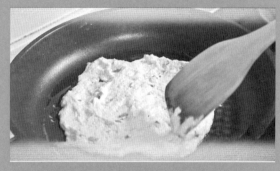

功效：

具有补充膳食纤维、减缓血糖上升速度、预防糖尿病等功效。

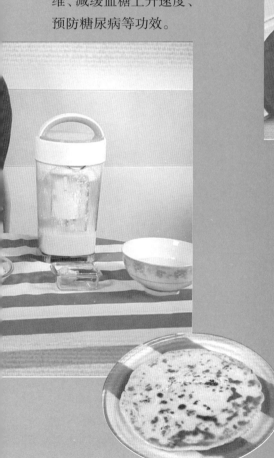

点评：

沈红艺： 平时大家用豆浆机做豆浆，里面往往还留存着一种营养丰富的东西，那就是豆渣。一般人喝完豆浆后，都会将豆渣倒掉。一方面这样特别浪费，另一方面，大家还真不知道这个豆渣有什么用处。可以用一份打豆浆滤出的豆渣，加一份精白面，再适量加入水和盐，每天早晨做一个鸡蛋豆渣饼，这样的早餐营养就丰富了。

鲫鱼豆腐汤

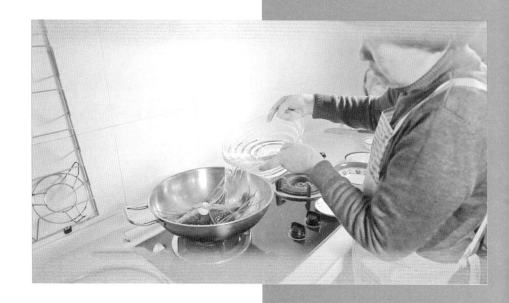

鲫鱼 1 条，豆腐 150 克，豆浆 80 毫升，葱、姜、蒜若干，黄酒少许。将洗净的鲫鱼放入锅中，再放入蒜瓣、葱、姜，加入适量的水；大火煮沸 10 分钟后，加入豆浆和黄酒，接着放入豆腐和少许食盐，然后加盖大火沸煮 10 分钟，加少许白胡椒粉调味后，即可出锅。

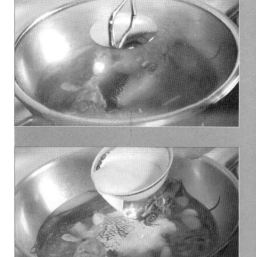

功效：

具有益气养血、健脾宽中等功效。

李文友：说到豆腐，最简单的划分就是北豆腐和南豆腐。老豆腐就是所谓的北豆腐；南方人则喜欢吃南豆腐，也就是嫩豆腐。这两种豆腐在做法上有什么不同呢？其实就是点豆腐的材料不一样。北方用的是卤水或者叫盐卤，南方用的是石膏。用石膏点出来的豆腐比较嫩，而卤水点的就比较硬了。除此之外，还有一种从日本流传过来的内酯豆腐，也有人叫它日本豆腐。内酯豆腐使用的材料既不是盐卤也不是石膏，而是一种叫葡萄糖双内酯的东西，这种材料也可以让豆腐凝固起来，口感也非常嫩。

沈红艺：从营养角度来说，内酯豆腐与传统豆腐的蛋白质含量是差不多的，但是内酯豆腐里维生素和矿物质的含量要比传统豆腐低一点。内酯豆腐算是嫩豆腐的一种，可以生吃。

李文友：严格讲，这几种豆腐都是熟的，沈红艺所说的生吃，就是指没有经过再次烹饪加工，直接食用，比如凉拌等。为什么豆腐都是熟的呢？因为豆腐是用豆浆做的，把豆浆烧开以后，再用卤水或者石膏点出来，所以豆腐都是熟的，都可以直接生吃。

淡豆豉葱白汤

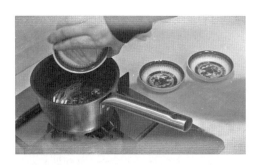

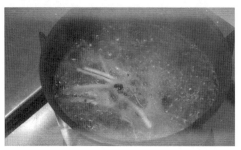

淡豆豉 15 克，黄酒 50 毫升，连须葱白若干，生姜片若干。先将葱白、豆豉、生姜加入水中，用大火沸煮 5 分钟；再加入黄酒少许，煎煮 3 分钟后，即可倒出热服。

功效：

具有驱散风寒、解表发汗等功效。

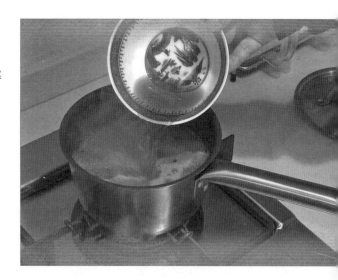

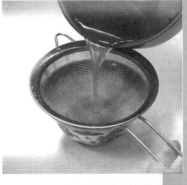

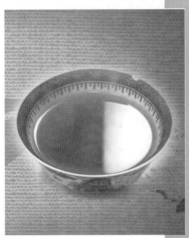

点评：

李文友：关于豆豉的做法，最早见于北魏时期杰出农学家贾思勰所著的一本叫做《齐民要术》的书里。《齐民要术》是一本非常有名的书，是中国现存最完整的农学著作，达尔文称它是"中国古代百科全书"。但是，关于豆豉功效的传说，最有名还是与唐朝著名文人王勃有关的一个故事。当时的洪州（也就是现在的南昌）都督听说王勃才华横溢，便邀请他来到洪州，写下了千古名篇《滕王阁序》，震惊了整个洪州。于是，严都督就请他留下来作客。没想到，王勃留下来的第二天，严都督就得了严重感冒。这时候王勃就说，不用吃药，吃点豆豉就好了。严都督将信将疑，但是碍于情面又不好拒绝，就试着吃了一些豆豉，没想到他的感冒发烧竟然真的好了。这是历史上一段真实的故事。

说到豆豉，很多人认为它就是一种调味品，其实它还是一味中药。豆豉有两个重要功效：一是有非常好的解表发汗作用，可以用于治疗伤寒、感冒、头痛；二是有除烦、宣郁的功能，如果你不开心，觉得烦躁，可以适当吃一些豆豉。

蘑菇烧豆腐

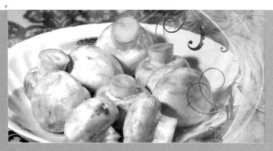
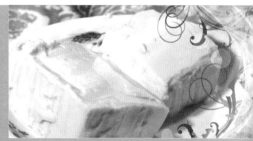

将鲜蘑菇 100 克、豆腐 250 克，切片后入锅。加少许盐，中火煮沸后，小火慢炖 15~20 分钟，加入少许调料即可。

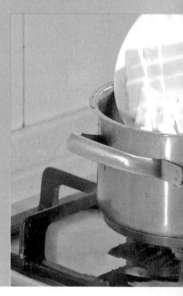

功效：

具有补气和胃、化痰理气、降脂、防治脂肪肝的作用，适合气虚体质、脂肪肝患者食用。

点评：

李莹：中火煮沸以后，再用小火炖半小时左右，这个时候根据自己的口味，添加一些调料即可出锅了。这道菜一方面有一些汤水，另外能补充一定的蛋白质，可以提高免疫功能，对改善脂肪代谢，预防和治疗脂肪肝都有一定帮助。

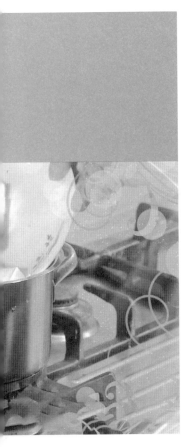

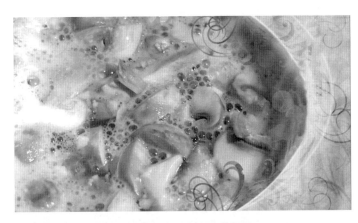

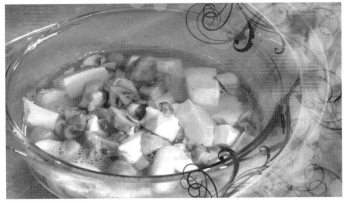

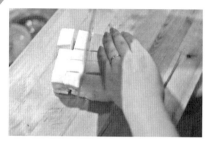

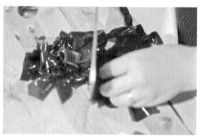

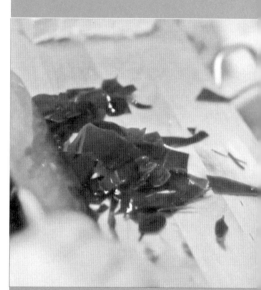

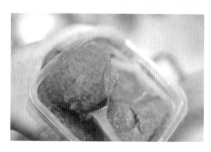

　　先将卤水豆腐切成小块，
把海带洗干净，切成小段备用。
接着在水中加入味噌酱，水滚
之后放入豆腐和海带，焖煮一
会儿。待开锅之后，就可以享
用健康又美味的豆腐海带汤了。

功效：

　　具有清热解毒、化痰祛湿的作用。

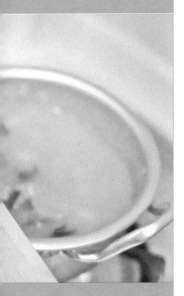

点评：

　　田胜利：豆腐是中国人发明的食物，中国人特别爱吃豆腐，也创造出了各种各样豆腐的吃法。中国人这么喜欢豆腐，除了它味道鲜美之外，还因为它具有清热解毒、化痰祛湿的作用。尤其是卤水豆腐，化痰祛痰的作用更明显。

　　李文友：前几年日本人很流行吃药膳，其中就有这道豆腐海带汤。不光豆腐有很多功效，海带也是一种重要的排毒食物。

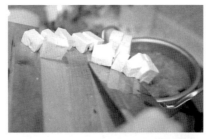

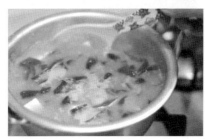

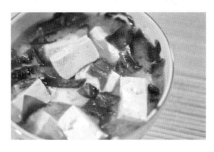

扁鹊

会

HUI
杏林春秋 颐养之道

肉类

猪肉
羊肉

猪肉

猪肉又名豚肉，其味甘、咸，性微寒，归脾、胃、肾经。猪肉含有丰富的蛋白质及脂肪、碳水化合物、钙、磷、铁等成分，是日常生活的主要副食品，具有滋养脏腑、滑润肌肤、补中益气的功效。凡病后体弱、产后血虚、面黄羸瘦者，皆可用之作营养滋补之品。

猪蹄伸筋汤

伸筋草 10 克，干木瓜 20 克，薏仁 30 克，千年健 10 克，猪脚 30 克。薏仁温水浸泡 1 小时以上。猪蹄洗净，切成麻将块大小，加葱姜料酒焯烫去血水，捞出备用。将伸筋草、千年健、干木瓜分别用纱布包裹，冷水煮沸，捞出纱布包，加入薏仁、猪蹄、葱姜、料酒，炖煮至酥烂即可。

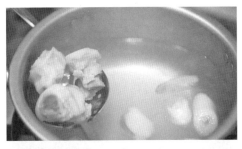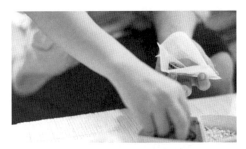

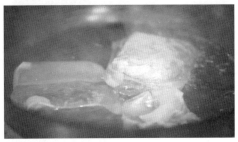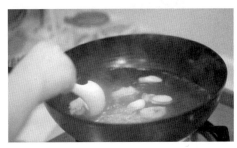

功效：

　　具有强关节、祛风湿、消肿止痛的功效。

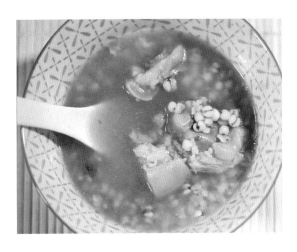

点评：

　　田胜利：猪蹄和关节有关系，吃了猪蹄对人体的关节是有益处的。在猪蹄的基础上，可以加入千年健、伸筋草等食材，效果就更好。还可以加一点木瓜，木瓜是祛湿的。猪蹄伸筋汤是一道标准的药膳。

　　千年健和伸筋草这两味中药都和人的关节有关系，在中医体系里，它们都是治疗风湿的重要药材。这两味药不太常见，很多人可能都没听说过，不过在药房都可以买到。

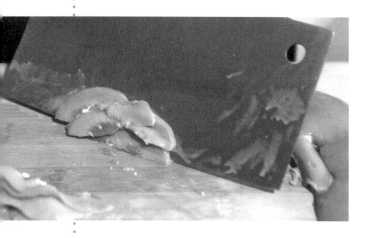

猪腰 2 只，糯米 50 克，葱白少许，生姜少许，五香粉少许，杜仲 5 克。先将糯米和猪腰放入锅中，熬成粥，然后加入葱白、生姜、五香粉，再熬 5 分钟后，加入杜仲，再以文火熬 5 分钟即可。

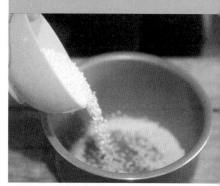

功效：

具有补益肝肾、强腰壮骨的功效。

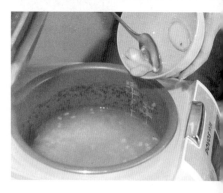

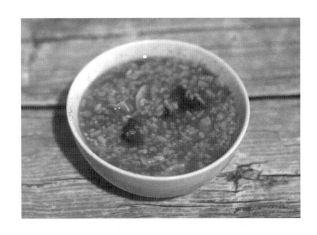

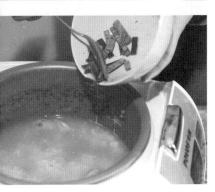

点评：

李文友：中国人讲究吃，不仅要味道好，还要吃得有营养，所以很多人都会问，我应该吃点什么？补点什么？近来很流行补充 B 族维生素，所以含有 B 族维生素比较高的食物也跟着受欢迎起来。什么食物里 B 族维生素含量比较高呢？比如全谷类，就是没有精制过的谷类和豆类，还有酵母、瘦肉、鱼类、马铃薯以及绿色蔬菜等，B 族维生素含量都比较高，可以补充人体的肌肉营养，对腰椎保健很有好处。

李征宇：中医讲腰为肾之父，腰酸痛、不舒服都与肾有关系，按照中医吃啥补啥的原则，患有这类疾病的人就应该适当补充一些猪腰，加上具有强腰补肾作用的杜仲。如果在里面再加入一些其他的中药，比如牛膝、千年健等疗效就会更好。不过加进这几味中药以后，这道粥就成了一道标准的药膳，在口感上可能就没有猪腰粥那么好吃，而是药味重一点了。

羊肉

古时称为羖肉、羝肉、羯肉,《本草纲目》中说:"羊肉能暖中补虚, 补中益气, 开胃健身, 益肾气, 养胆明目, 治虚劳寒冷, 五劳七伤。"羊肉味甘性温, 归脾、肾, 补体虚, 祛寒冷, 温补气血; 益肾气, 补形衰, 开胃健力; 补益产妇, 通乳治带, 助元阳, 益精血。

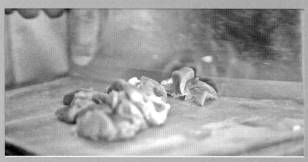
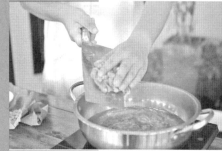

熟地黄当归生姜羊肉汤

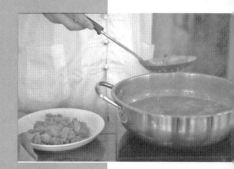

羊肉 700 克, 熟地黄 30 克, 当归 15 克, 黄芪 30 克, 大枣数枚, 生姜 3 片。先将洗净的羊肉切成小块, 用开水焯一下, 除去血沫, 以减少羊肉的膻味。将准备好的羊肉块放入盛有适量清水的锅内, 放入生姜、熟地黄、当归、黄芪, 用文火煲 3 个小时左右, 这是为了让中药的有效成分能够充分溶解在汤中, 然后放入大枣, 再加入适量的糖、盐、鸡精、味精, 搅拌均匀, 再用文火煮 15 分钟左右, 这道熟地黄当归生姜羊肉汤就做成了。

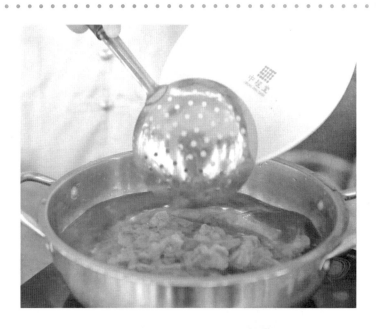

功效：

补血滋阴。

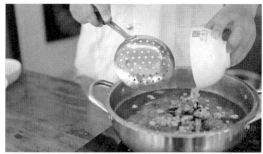

点评：

李文友：羊肉是补阳的，因为血肉有情之品，对身体是大补，羊肉是冬令季节最适宜进补的食物，能够提高人体的能量，恢复人体抗寒的能力。当归是补血的，熟地黄是滋阴的，中医讲秋冬是养阴的，这个季节用熟地黄是个很好的选择。

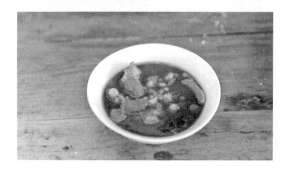

羊肉
山药汤

羊肉 500 克，山药 200 克，胡萝卜 1 根。胡萝卜切滚刀块，山药去皮切滚刀块，将焯好的羊肉入冷水锅中，并放入葱段、姜片、料酒，大火烧开后再小火慢煲 1 小时左右，加入山药、胡萝卜，继续煲 20 分钟即可。

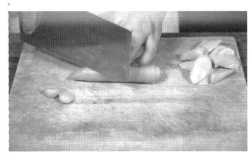
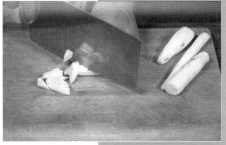

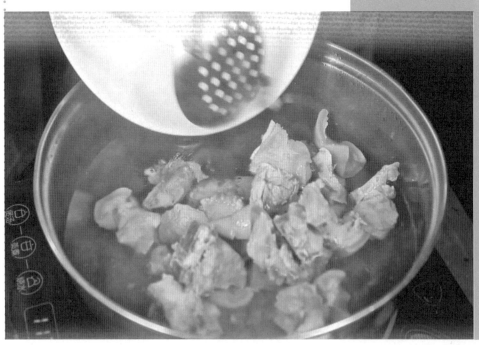

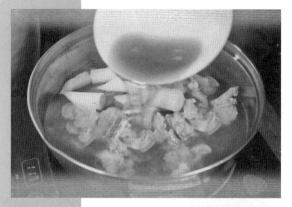

功效：

　　具有补肾健脾的
功效。

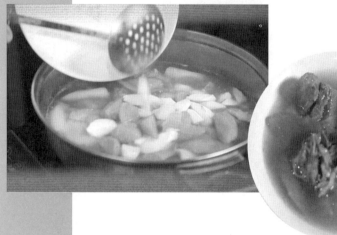

点评：

　　李文友：能和羊肉搭配的食物很多，《饮膳
正要》里就推荐了一种搭配方法，就是羊肉与
山药同煮，这也是一道药膳。这道菜最适合冬
季食用，尤其适合肾阳不足、肾虚的患者。山
药和羊肉搭配在一起，可以压制住羊肉的膻性，
起到健肾补脾的作用。山药有两种功效，一个
是健脾，一个是补肾，对那些消化功能不好，
或者肾虚，包括肾功能不好的人，以及蛋白尿、
糖尿病患者，都是一种非常好的食材。

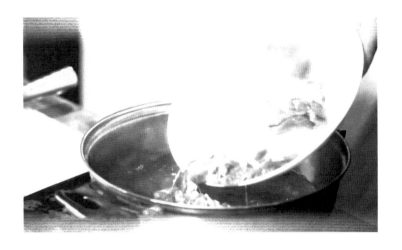

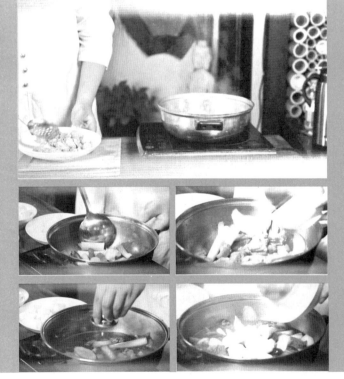

　　白萝卜250克，羊腿肉450克，山药200克，姜片20克，茴香4颗，葱段、大蒜叶、枸杞子、食盐、白糖和料酒、酱油适量。先把羊肉洗净切成块，再将羊肉块焯水去除血水，捞起待用；将萝卜和山药分别去皮、切块；炒锅中加油，并放入葱段、姜片煸炒出香味；然后放入羊肉块、料酒、酱油、八角茴香，加水中火炖煮约半小时；放入白萝卜，再继续炖煮1小时，放入山药、枸杞子，炖至羊肉酥而不烂。最后用食盐、白糖调味，改大火收汁，撒上蒜叶及葱段，出锅即可。

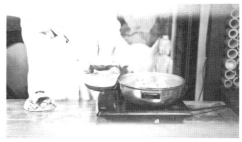

功效：

　　具有补肾明目、益气化湿、滋阴壮阳的功效。

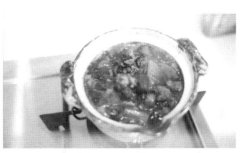

点评：

　　李文友：羊肉和两种食材搭配同食是最好的，那就是山药和萝卜。尤其是萝卜，和羊肉搭配有3个作用：第一，萝卜可以去除羊肉的膻味；第二，萝卜本身是偏凉性的，而羊肉又是温热性的，加了萝卜以后就可以稍微中和一下，吃了不容易上火；第三，羊肉是荤菜，有些人吃多了会胀气，而萝卜具有消食的功能，两者同食可以帮助消化。

扁鹊

舍 HUI

杏林春秋 颐养之道

禽蛋

鸡蛋
鸽子蛋

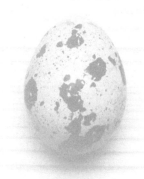

鸡蛋

鸡蛋中含有大量的维生素和矿物质及蛋白质。具有祛热、镇心安神、安胎止痒、止痢的功效。据分析，每百克鸡蛋含蛋白质12.8克，主要为卵蛋白和卵球蛋白，其中含有人体必需的8种氨基酸。

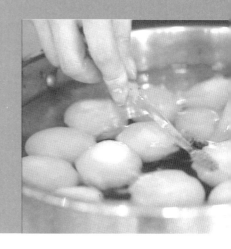

药醋蛋

新鲜鸡蛋15个，黑豆100克，黄芪60克，当归30克，丹参25克，香附25克，大黄25克，甘草25克，食醋1000毫升。先用清水把鸡蛋洗净，再用刷子蘸上食盐在鸡蛋表面擦拭，用清水冲洗后晾干，或用纱布蘸取白酒在鸡蛋表面擦拭消毒；黑豆用清水洗净、晾干；用干净的纱布将黄芪、当归、丹参、香附、大黄、甘草等中药包好扎紧后备用。把鸡蛋逐个放入玻璃瓶中，倒入黑豆，再把中药材的纱布袋放在鸡蛋上面，再倒入1000毫升食醋，盖上盖子密封就大功告成了。一般15天后待蛋壳软化后便可食用。每天取一只鸡蛋和适量的药醋及黑豆，可以直接饮服也可加蜂蜜兑温水稀释后饮服，软蛋皮可同时食用。

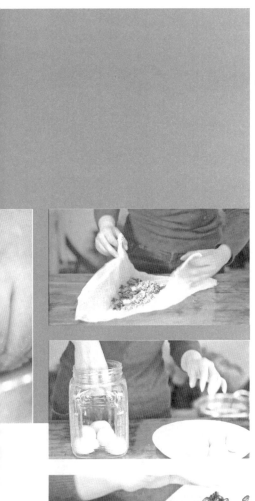

每次月经前 5 天开始服用，连服 15 天为一个疗程，可用于治疗原发性痛经。

点评：

李文友：具体分析一下这道药膳的成分就会发现，其所用的食材都跟气和血有关。比如鸡蛋，本身是补中益气的东西，而醋是温性的，有非常好的散瘀作用，古代好多妇科的方子里的中药都是醋制的。而黑豆是补肾的，同时黑豆归脾经，对肾、脾都有好处，如果用作健脾的话，它还有补气的作用。另外几味中药材大家都很熟悉，像黄芪是补气的，当归既补血又活血，香附则有止痛、活血、调经的作用，大黄可以散瘀血，也可以祛瘀。这样几味中药加上醋，再加上黑豆和鸡蛋一起发挥作用，就是一个很管用的方子。

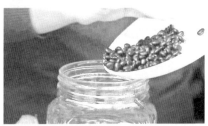

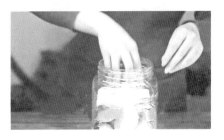

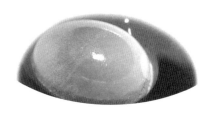

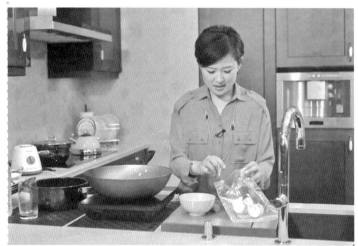

水煮
鸡蛋壳

将鸡蛋壳放到塑封袋里粉碎，倒入锅中干炒一下，然后在锅里加一些水，待水烧开以后就可以喝了。

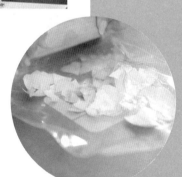

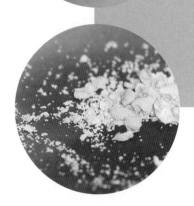

功效：

　　经常饮用这种水，对于胃溃疡或者胃酸较多的患者会有一些帮助。

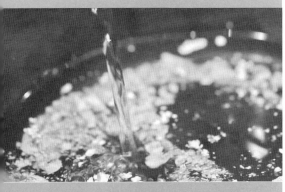

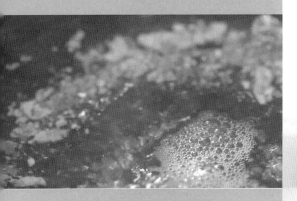

点评：

　　曹振东：很多人不知道，鸡蛋壳也是一种好东西，关于这一点，古代医书《大明本草》里讲得很清楚，鸡蛋壳具有止酸燥湿的作用，同时有散结止血的功能。现在很多人肠胃不好，其中比较常见的如十二指肠溃疡、胃痛、胃酸分泌过多，这种情况下依此法食用一些鸡蛋壳就能有所改善。

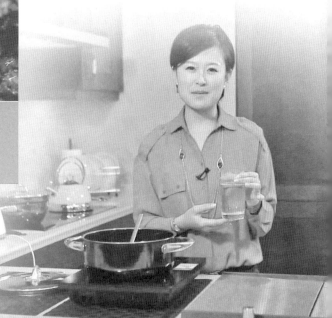

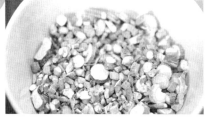
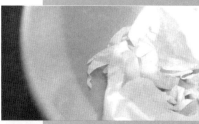
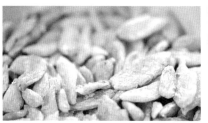
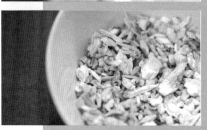

麦冬、桔梗各 5 克，生甘草 3 克，再加上几片凤凰衣。把以上 4 种原料入锅，加上 2 杯水先用大火烧开，再用小火慢慢煎 20 分钟左右，麦冬凤凰衣汤就做好了。煎好后把汤水舀出来，只要喝汤水就可以了。

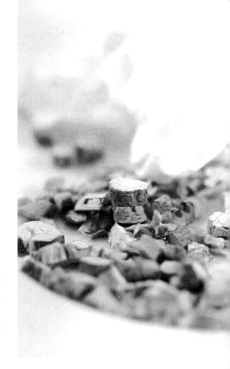

取凤凰衣的方法：

先调一杯盐水，放入 3 勺盐。将蛋壳放在盐水里面，稍微清洗一下后把蛋壳放在盐水里浸泡 1 小时，然后捞出来剥开蛋壳。鸡蛋衣看起来非常娇嫩，其实没有想象中那么难取。等鸡蛋衣全部取出来后放在阳台上或阴凉的地方，阴干。

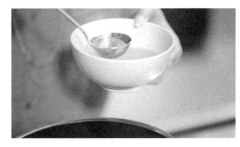

功效：

此款药膳对治疗慢性咽喉炎非常有帮助。

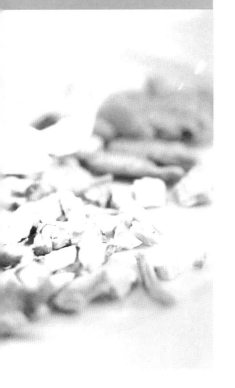

点评：

曹振东：凤凰衣有清热解毒、利咽的效果，有咽喉炎的患者可适当饮用，像教师、主持人、平时嗓子用得多，有时突然就发不出声了，这时候取凤凰衣煎水会产生奇效。颜氏内科第一代大师颜亦鲁老先生，他就提倡用凤凰衣、桔梗、麦冬、生甘草一起煮水，对慢性咽喉炎有奇特疗效，对突然的失声、失音也有很好的疗效。凤凰衣具有清热解毒、清热利咽的效果，麦冬有清热养阴的效果，桔梗有宣肺养阴的效果，生甘草有清热解毒的作用，这四味药放在一起，对慢性咽喉炎有很好的效果。这里要提醒一下，甘草一定要用生甘草，不用炙甘草；凤凰衣也必须要用生的，煮过以后的凤凰衣那些杀菌作用的蛋白酶活性就没有了。这种汤能够缓解慢性咽喉炎，而且效果非常不错。长期饮用，可以治好慢性咽喉炎。

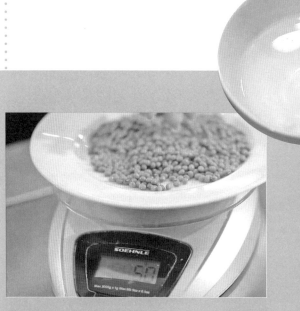

绿豆
蛋清糕

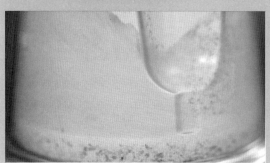

　　绿豆 60 克,鸡蛋清 5 个。
先将绿豆打成粉末，搅拌到
蛋清里面，把绿豆粉和蛋清
充分搅拌均匀，然后放入锅
里隔水蒸 20 分钟，绿豆蛋清
糕就做好了。

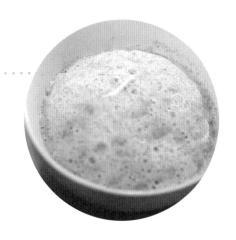

功效：

　　具有清热解毒的功效，如果春天出现过敏的情况，也非常适用。

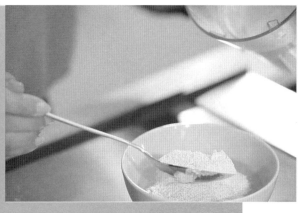

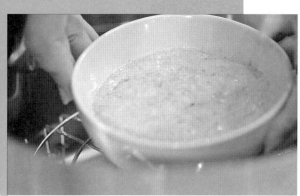

点评：

　　曹振东：蒸熟的绿豆鸡蛋糕有解药物毒性的作用。那么什么叫药物毒性呢？有的人吃药会过敏，这就属于药物毒性。不仅如此，绿豆蛋清糕对食物过敏，比如海鲜过敏等，都有一定解毒作用。

　　李文友：绿豆的解毒作用是很强的。到底有多强？举一个例子，以前农村的农民会经常打农药，有的人不小心通过皮肤，或者呼吸道造成农药中毒，人们就熬一碗绿豆汤喂喝下去，基本就能好了。绿豆具有解毒的作用，同时鸡蛋清也可以解毒，两者搭配到一起，功效就更强了。

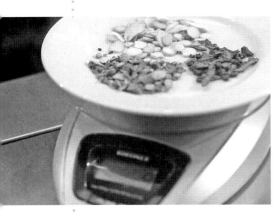

黄连
阿胶汤

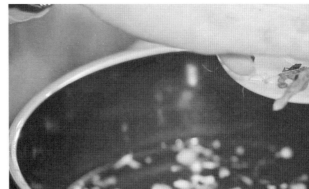

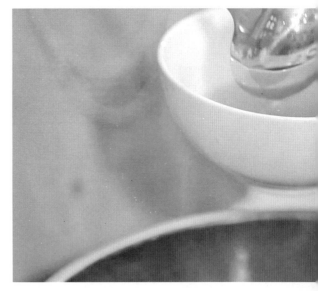

　　黄连3克,黄芩6克,
芍药9克,将以上食材
放入水里煮,取一个鸡
蛋黄备用。再取阿胶粉
9克,待汤煮得差不多时
关火,将汤舀出来,把
阿胶粉倒进汤中,待其
完全融化。再把鸡蛋黄
倒进去,将阿胶、鸡蛋
黄和汤充分搅拌均匀。
这样,一碗非常滋补的
黄连阿胶汤就完成了。

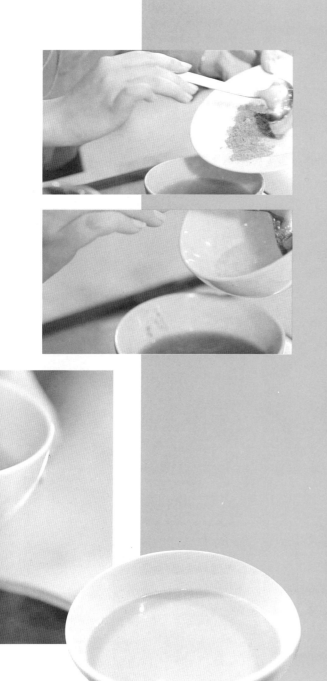

功效：

具有滋阴、降火、安神的作用。

点评：

曹振东：我认为，阿胶和鸡蛋黄都是血肉有情之品。何谓血肉有情之品？中药药材分植物药和动物药两种，其中的动物药就是血肉有情之品。人类属于动物中的一种，所以颜氏内科认为，人应该吃血肉有情之品，可以补身体，对调节身体的功能有好处。黄连阿胶汤里的阿胶有滋阴养血的作用，能够滋养心阴，使烦躁、心悸的感觉消失，所以这个方子常用于治疗心律失常。如果一个人老是心慌，有轻微期前收缩、失眠、情绪烦躁的情况，我们就推荐采用这张方子。如果觉得黄芩、黄连味道苦，又嫌芍药麻烦，也可以直接调阿胶和鸡蛋黄吃，同样具有养阴、养血的作用。

鸽子蛋

　　鸽蛋被誉为"动物人参"。鸽蛋味甘、咸，性平，具有补肝肾、益精气、丰肌肤等功效。《随息居饮食谱》说鸽蛋："甘，平，清热，解毒，补肾益身。"鸽子蛋主要的功效就是补阳，或者叫补虚赢的作用。身体虚弱、阳气不足、气血亏虚的人，都可以食用鸽子蛋。不仅如此，女性食用鸽子蛋还有一个很重要的作用，就是美颜，因为鸽子蛋有美肌肤，或者叫丰肌肤的作用。

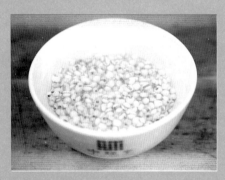 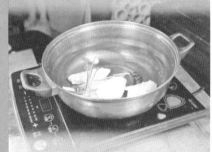

鸽子蛋鸡汤

　　鸽子蛋 4 枚，鸡翅 250 克，薏米 100 克，小枣 10 克，枸杞子 10 克。薏米洗净提前半天泡软；将鸡翅洗净，凉水下锅后大火烧开；放入姜片、葱段、料酒，加少许胡椒粉调味，再放入煮熟去壳的鸽子蛋，以及泡好的薏米、小枣和枸杞子，小火炖煮 40 分钟，即可出锅。

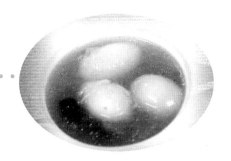

功效:

　　具有补益气血、抗疲劳的功效。

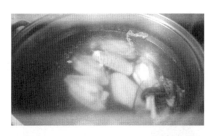

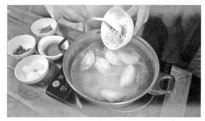

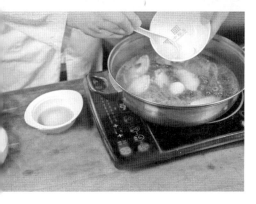

点评:

　　李文友:鸽子蛋与鸡蛋相比,蛋白质和脂肪含量还略有不足,不过鸽子蛋里含有一些人体常需的微量元素,比如钙、铁,这些成分的含量都比鸡蛋高。此外,它还含有一种重要的维生素,叫核黄素,也就是维生素 B_2,这种元素在人体里发挥着非常重要的作用。B 族维生素对于人体是特别重要的,比如现在很多人有抑郁的情绪,就和缺乏 B 族维生素有直接的关系。

　　鸽子蛋特别适合白领阶层食用。因为鸽子蛋具有抗疲劳的功效,中医的说法叫补养气血。另外,对那些爱吃肉的人,也推荐食用。因为鸽子蛋内蛋白质含量很高,脂肪含量却很低,这样就比较适合人体摄取。尤其对于那些三脂偏高,同时又喜欢吃肉类食物的人,特别适合。

　　从"鸽"字的构造来看,左边是一个"合",这也是有说法的。《本草纲目》里对此有专门的论述,认为鸽子是善于交合的一种鸟,所以它就有助阳的功效,能够促进夫妻生活,男性阳痿、女性性冷淡都应该多吃鸽子蛋。

扁鹊 会

HUI
杏林春秋 颐养之道

蔬菜

生姜　　芋艿
山药　　大蒜
冬瓜　　菠菜
丝瓜　　白萝卜
蚕豆　　芦根
黄瓜　　荷叶莲子
苦瓜　　芹菜
百合　　洋葱
茄子　　紫甘蓝
马兰头
芫荽（香菜）
韭菜

生姜

姜在我国有着悠久的历史，早在秦代我国就有种植、食用以及药用的记载，而孔子更是有着一年四季不离姜的习惯。生姜辛、温，有发表、散寒、止呕、解毒的功效，用于风寒感冒及胃寒呕吐。而生姜中所含的姜辣素，能刺激血管扩张，引发中枢神经兴奋，增加血液循环，起到祛风解寒的效果。同时姜也可以温肺暖胃，对慢性支气管炎、肺虚咳嗽、头疼鼻塞、腹痛泄泻等都有较好的疗效。

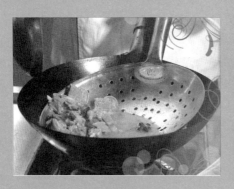 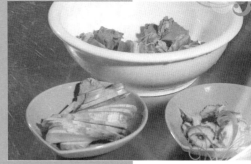

当归生姜羊肉汤

首先准备羊肉1斤，当归1两，生姜2两。将羊肉洗净切块，放在锅中汆水后沥干放入碗中备用，再将生姜洗净、切片，最后将羊肉、当归与生姜一同放入砂煲内，加入适量的水。武火煮沸后，改用文火煲2~3小时，一道美味的生姜当归羊肉汤就做好了。

功效：

　　羊肉味甘性温，能养肝补虚，擅治虚劳羸瘦、产后虚冷、腹痛等症状。当归补血调经，活血行滞，而生姜则能温散风寒，有助于散寒暖胃，又可辟除羊肉之膻味。该药膳具有补气养血、温中暖肾的作用，适用于妇女产后气血虚弱、阳虚失温所致的腹痛等症状。

点评：

　　沈红艺：大家应该都听说过当归生姜羊肉汤，这是中医食补里最著名的一款，具有温中、散寒、补气、养血等功效。这款药膳最早是专门针对女性产后食用的。因为这一时期女性体虚、虚寒，这款汤专门用来补气、养血。当然现在很多男性冬天也开始进补这款汤，尤其是对体质比较弱的人，非常适合。

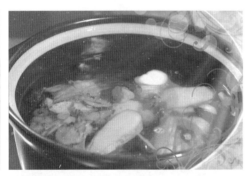

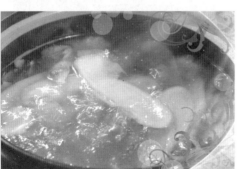

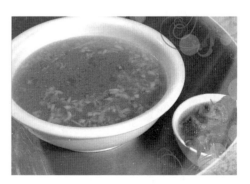

芋艿

芋头性甘、辛，性平、有小毒，归肠、胃经。中医认为芋艿有很好的药用价值，在古书上很早就有记载，芋艿有宽肠胃、充肌肤，以及消肿散结的功能。宽肠胃指吃了这种食材以后可以理气、通便；充肌肤就是补充肌肤的营养，长期吃对皮肤有好处；"肿"和"结"在中医里有个特别的名词，叫瘰疬。瘰疬是中医专有的病名，主要是指生在颌下，或者腋下，人体背部、四肢等部位的肿块，这些肿块不发红，用手指推它还能移动。芋头具有消肿散结功效，张仲景所著的《伤寒论》里就有专门的记载。

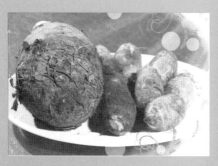
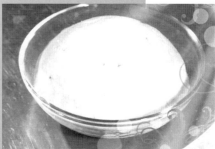
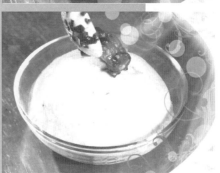

芋艿红豆羹

取 5~6 个小芋艿，隔水蒸 40 分钟左右，去皮捣成泥，浇上煮熟的红豆和炼乳，一道美味甜品就完成了。

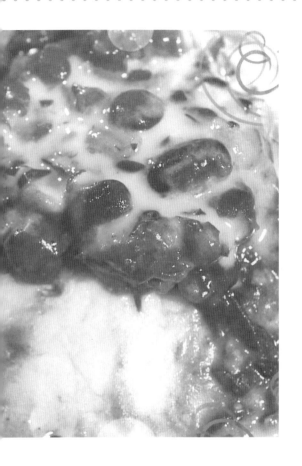

功效：

    芋艿中的淀粉含量达 70%，容易让人产生饱腹感，自然而然就能减少进食量，所以想要减肥的朋友，不妨用芋艿来代替主食，好吃又健康。

点评：

    沈红艺：芋艿适合大多数人食用，尤其适合身体比较偏虚弱的人。想要减肥的人，它可以作为一种替代主食，推荐大家在芋头上市的这段时间可以经常吃。芋头既可以当主食，同时又是一道菜，与主食合二为一，它对控制体重有一定的帮助。另一方面，芋艿营养成分丰富，靠它来减肥又不至于造成营养不良。

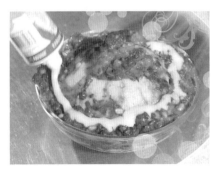

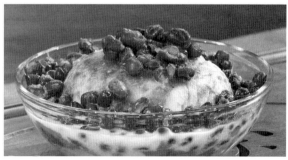

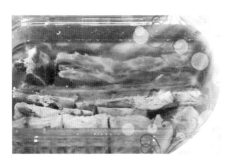

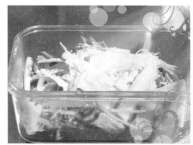

芋艿腐乳小排

将买来的排骨洗净，浸泡15分钟，洗掉肉中的血丝和腥味。这期间可准备南乳汁、料酒各50克，生姜、京葱切丝备用。排骨洗净后加入三四勺料酒，三四勺南乳汁，姜丝、京葱丝和少许生粉搅拌均匀，腌制15分钟。将芋头去皮切成薄片，这样更能入味。取七八片芋头薄片放在蒸碗的底层，将腌制好的排骨覆盖在芋头上，调料汁均匀地浇入碗内，隔水蒸1小时，也可以适当加长蒸煮时间，让排骨更酥嫩，更入味。

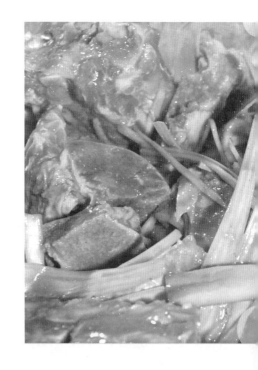

功效：

芋艿含有多种微量元素，可帮助机体纠正微量元素缺乏导致的生理异常，同时能增进食欲，帮助消化，抗癌防癌。排骨提供人体生理活动必需的优质蛋白质、脂肪，尤其是丰富的钙质可维护骨骼健康；具有滋阴润燥、益精补血的功效，适宜于气血不足、阴虚食欲缺乏者。

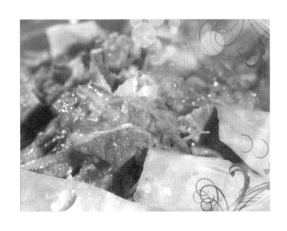

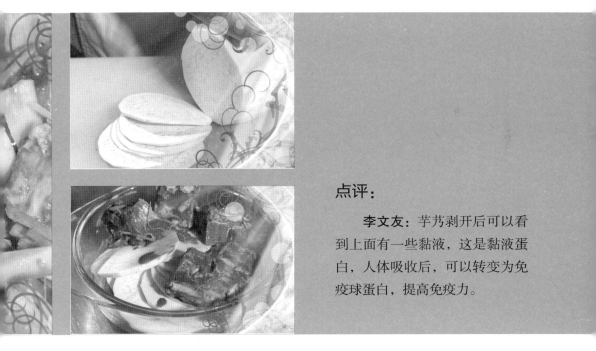

点评：

李文友：芋艿剥开后可以看到上面有一些黏液，这是黏液蛋白，人体吸收后，可以转变为免疫球蛋白，提高免疫力。

山药

山药在中国已经有3000年的种植历史，古人就知道它有健脾、补肺、补肾的作用，是一种补虚效果非常好的药食同源的食材。对于那些肺阴不足的人，常吃山药可以补肺阴；又因为肺与皮毛相表里，所以常吃山药又可以使皮肤润泽。山药的另一个功效就是健脾，因为可以健脾，所以也就可以补气血，因而又具有补虚的作用。此外，它还可以补肾。

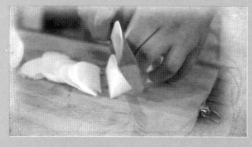 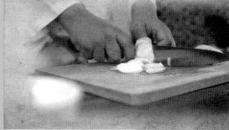

萝卜炒山药

将白萝卜与山药切成片，锅中放油，将白萝卜片与山药片一起下油锅，翻炒熟即可。

功效:

预防肺部疾病。

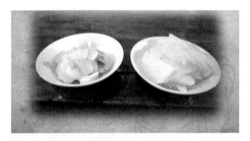

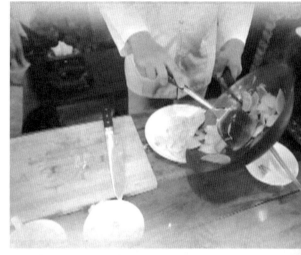

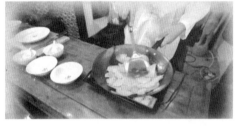

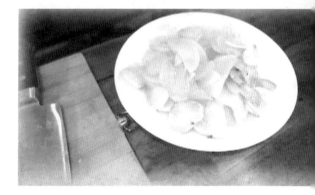

点评:

董耀荣: 萝卜和山药是两种很好的素食。萝卜是一种理气药,生活在大城市的人,在 PM 2.5 污染比较严重的情况下,经常吃这道药膳效果非常明显。

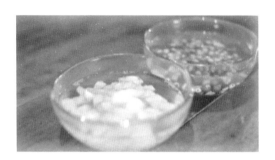

铁棍山药 50 克，芡实 30 克。先将
山药切成与芡实一样大小的细丁，把芡
实放下锅中熬 1 小时左右，然后将山药
放入料理机中搅碎，再一起熬半小时左
右即可。

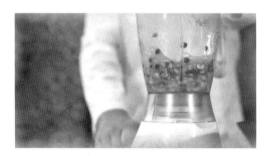

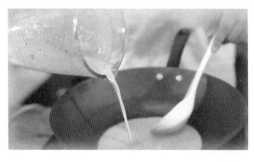

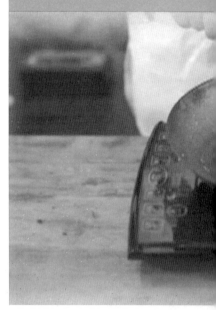

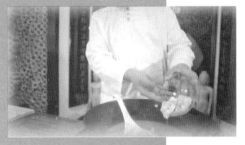

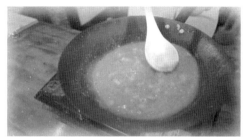

功效：

这两种食品搭配的主要功用是固肾。一个人的肾如果失去固肾作用的话，就会滑精、早泄，这时候就需要食用这款药膳来进行调养。

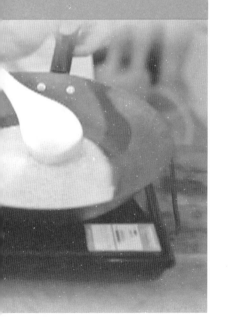

点评：

李文友：不光是男性移精、早泄，女性带下也是固不住的一种表现。

董耀荣：这些症状都属于难言之隐，也是大家日常感觉比较痛苦和困惑的一个问题。只要不放糖，糖尿病患者也可以食用这道药膳，而且对糖尿病还具有一定的治疗作用。

李文友：山药对糖尿病患者而言是个好东西，对他们的健康是有好处的。

董耀荣：到目前为止，比较成形的具有降糖作用的中药仍然没有被发现，但是中医关于糖尿病的治疗是有很多策略的，比如通过养阴、健脾的方式就能对糖尿病起到一定的辅助治疗。

山药莲子炖猪肚

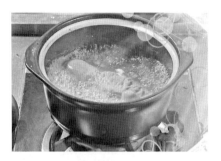

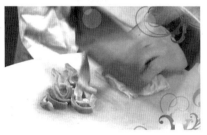

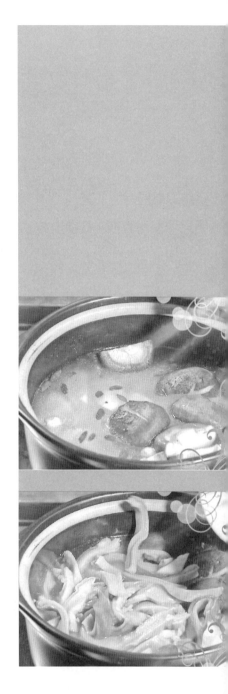

　　取山药 600 克，猪肚半个，去芯莲子 75 克，香菇 4 朵。将猪肚洗净，微焯放入清水锅中，加料酒、盐、胡椒粉，大火煮沸后转小火煮 40 分钟，捞出后在凉水中浸泡、切条。香菇泡软，去蒂、对切两半，同山药、莲子、枸杞子一起放入高汤内，连同猪肚条煮 20 分钟即可。

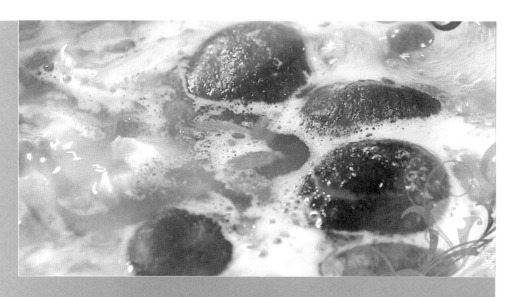

功效:

具有补气健脾的功效, 适合脾胃虚弱的慢性咽喉炎患者食用。

点评:

忻耀杰: 慢性咽喉炎患者常表现为咽喉梗阻不利, 有痰黏着感, 舌质淡, 边上有齿印, 舌苔薄白。生晒参、白扁豆、米仁、山药, 这些食材都具有健脾的功效, 可以健脾化湿。按照中医理论, 补气以后湿症就能随之化解, 这些症状就可以得到缓解, 山药莲子炖猪肚特别适合他们。

山药、莲子都是健脾的食材, 猪肚可以补肚子, 这就是我们中医里常说的以形补形的道理。这道药膳里面, 山药、莲子、猪肚是主料, 此外还可以根据个人口味添加香菇、花椒等做作料。

菊花
山药饮

杭白菊 30 克，山药 100 克，建议选用铁棍山药，切成丁。锅中放水，待水烧开后，将杭白菊放入，以大火煮 10 分钟左右。然后将山药放入锅中，先以大火与菊花水煮 5 分钟，然后调至小火再煮 20 分钟即可。

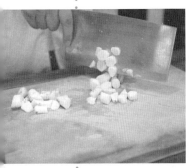

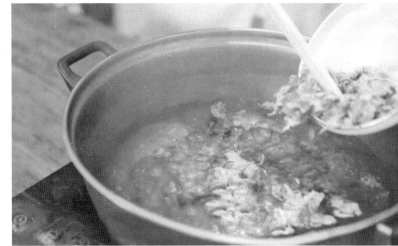

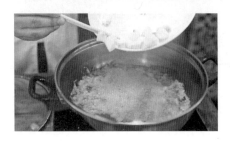

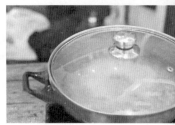

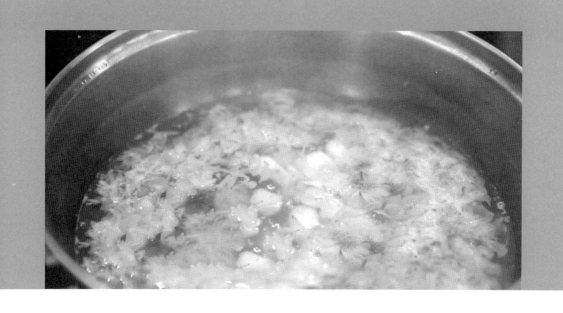

功效：

　　具有健脾养胃、益肺止咳的功效。

点评：

　　李文友：大家都知道，山药有健脾的作用，不过大部分人不知道，山药其实是养脾阴的，通过养脾阴达到养肺阴的目的，其实是通过柔肝、舒肝的方式来达到养肺的目的。

　　曹振东：在中医里，往往是通过对五脏的调养来达到养肺阴的效果，使人体的内燥得到缓解，因为肺的生理功能是主气司呼吸，通过宣发肃降的方式使肺的功能得以完善。

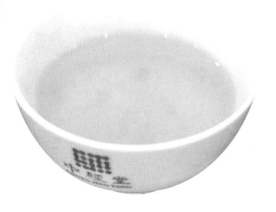

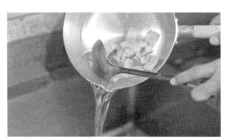

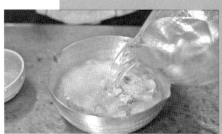

山药
排骨粥

山药 200 克，排骨 250
克，大米一碗。首先把排骨
焯一下水，再把米加进去，
再加入水，先用大火煮开，
再用小火慢慢煮。把山药皮
削掉、切片，等粥熬得差不
多的时候，再放入山药煮 10
分钟就好了。

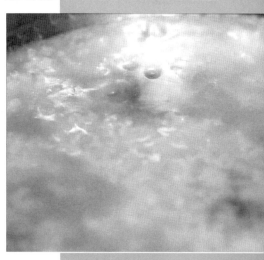

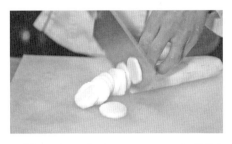

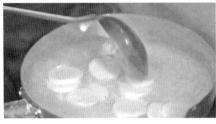

点评：

　　李文友：冬季食用山药排骨粥和山药菠菜粥的确是非常应景的。在中医里，冬季食疗或冬季养生一般会涉及两个话题，那就是补肾和养阴。山药从药性来讲归肺经、脾经、肾经，它可以补肺阴、补脾阴、补肾阴；而猪肉是性凉食材，归肾经，是养阴的食物。山药排骨粥确实是冬季养生最合适的一款粥。

功效：

　　具有补肺阴、补脾阴、补肾阴的功效。

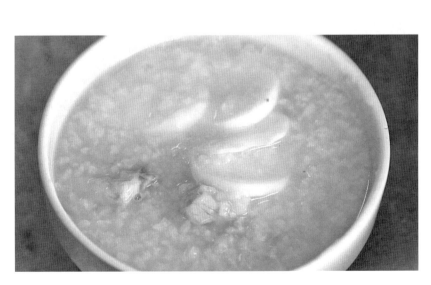

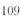

山药
菠菜粥

　　山药 200 克，菠菜 250 克，大米一碗。把米倒入锅里，加入适量水熬粥。等粥煮得差不多的时候，把山药放进去，再煮 10 分钟左右。将菠菜洗干净，切成小段，最后把切好的菠菜放入锅中，加点盐，再稍微煮一下就可以了。

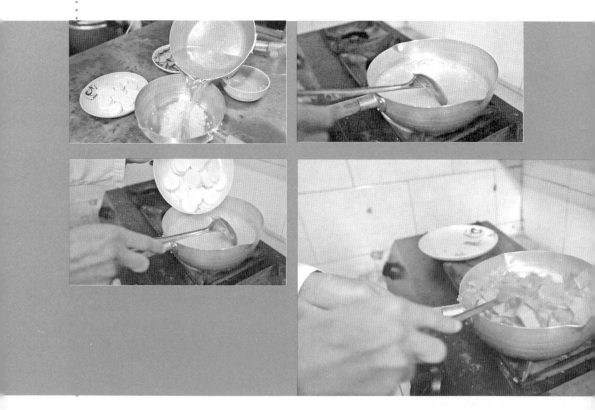

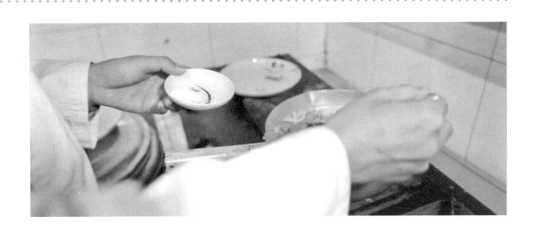

功效:

具有清热、健脾、补血的功效。

点评:

潘朝曦: 山药的性格既不偏温, 也不偏凉, 而是平性的, 对各种原因造成的身体虚损都有效用。

龙华医院专家: 菠菜里面铁的含量很高, 它适合于便秘、贫血患者食用。

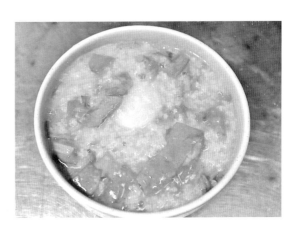

山药
炒黑木耳

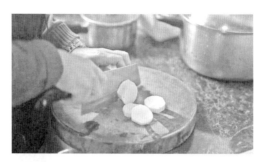

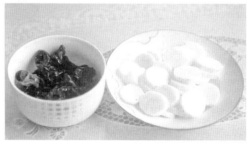

　　先将山药表皮洗干净，把皮剥掉，切成片，黑木耳泡发好待用。油锅中加入少许油，把黑木耳放进去煸一煸，再放入山药、少许盐、少许味精，翻炒一下装盆即可。

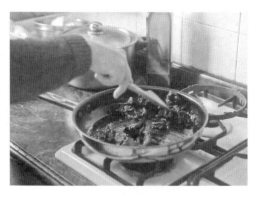

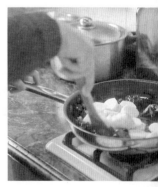

功效：

具有养颜、纤体、防癌的功效。

点评：

龙华医院专家：很多食材对疾病可以起到防护的作用，比如山药、莲藕、萝卜，以及银耳，尤其是银耳、雪梨、枇杷等。这些药物大多是归入肺经里的，有润肺、排痰、补肾、健脾的功效，无论是从治本还是从治标来讲，都是非常好的食材。以山药为例，山药是无味的，具有健脾、补肾、强壮身体的作用，是一种应用非常普遍的药材。山药里面含有大量氨基酸、无机盐、微量元素等，能够帮助人体对脂肪、淀粉和蛋白质进行消化吸收，防止动脉硬化。除此之外它还有一种成分，是一种多糖的黏蛋白，能维持细胞的稳定，并对雾霾造成的呼吸道损害具有一定防护作用。

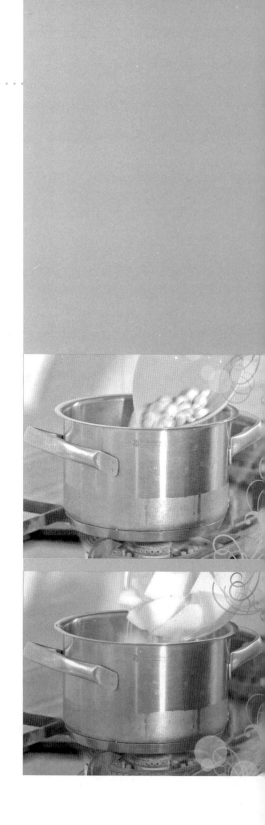

山药
莲子羹

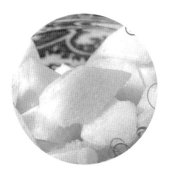

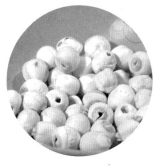

山药 20 克，莲子 12 个，冷水下锅煮 1 个小时后食用。

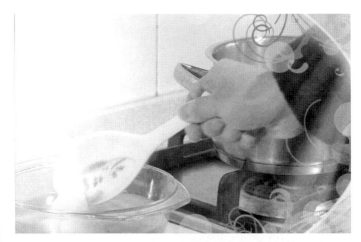

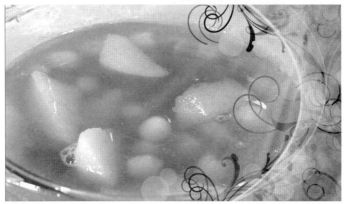

功效：

利于缓解脾虚型腹泻，具有健脾的功效。对于服用双胍类药物的患者，如果出现了稀泄的情况，尤其适合食用。

点评：

李文友：之前讲到中医对于一些疾病虽然没有对症的药材，却有一套独特的治疗策略。除了治疗糖尿病之外，还有一些人因为服用西药带来一系列不良反应，比如服用双胍类药之后容易腹泻等，就可以食用这道药膳来进行食疗。

大蒜

又名蒜头、大蒜头、胡蒜、葫、独蒜、独头蒜。大蒜是秦汉时从西域传入中国，味辛、甘，性温；归脾、胃、肺经；温中健胃，消食理气。大蒜具有强力杀菌、防癌抗癌、排毒清肠、降低血糖、防治心脑血管疾病、预防感冒等功用。

羊肉烧大蒜

羊肉 250 克，大蒜 50 克，食盐适量。将羊肉洗净切块，大蒜去皮，一起入锅内加水适量，煎煮一个半小时，加食盐调味即可食用。

功效：

具有补虚益气、补肝强肾、温中暖下的功效，适用于肾虚、阳痿、腰肌冷痛等病症。

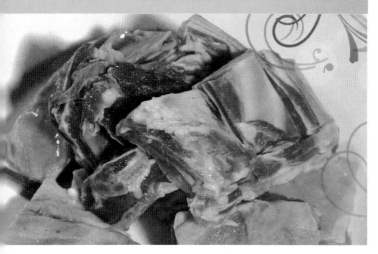

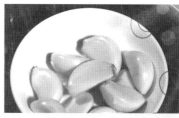

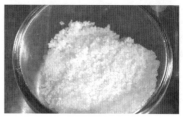

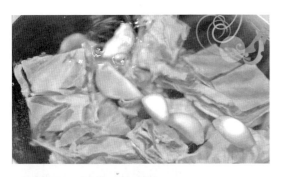

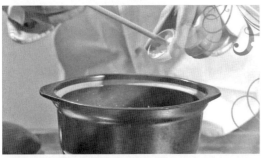

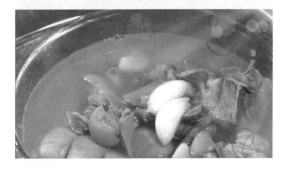

点评:

李文友:曾经有人做过这样一个实验。这次实验针对那些喜欢吃肉、年龄在65岁以上的人。实验过程中,要求他们每日摄入肉类100~150克,同时每天食用生的大蒜,连续7天,经过检测,发现参与实验的人的血脂几乎没有发生任何变化。这个实验证明,大蒜具有降血脂的功效。

现代医学研究还发现,大蒜有抑制肝纤维化的作用。肝纤维化这个名词可能很多人不知道,但是说到肝硬化,大家就都明白了。肝纤维化如果发展到比较严重的程度,就成了肝硬化。因为大蒜具有这项功能,所以我建议男士们可以经常食用。

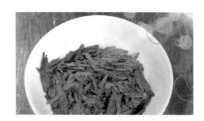

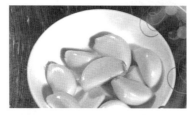

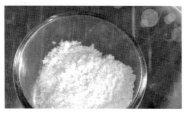

大蒜
沏咸茶

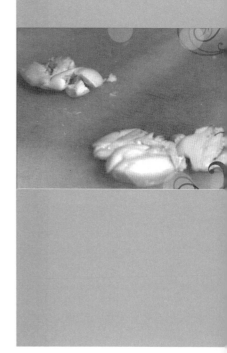

　　大蒜 60 克，茶叶 10 克，盐少许，首先将大蒜捣成蒜泥，将蒜泥、茶叶和盐一同放入锅中，加水煮沸即可。

功效：

具有降低血糖的功效，长期服用，对患有高血压、高血脂、冠心病的中老年人群都有较好的疗效。

沈红艺：这道茶很适合"三高"人士饮用。不过说到吃大蒜，很多人都会皱眉头。大蒜虽然有味道，大家也爱吃，但是吃完以后口气比较重。所以我建议大家尽量晚上吃，这样不影响白天的工作。如果白天一定要吃，这里有一个小窍门。可以在桌上放一点茶叶，吃过大蒜后，拿一撮茶叶放在嘴里充分咀嚼，将茶叶和唾液一起咽下去，这样就能将嘴里的蒜味去掉。

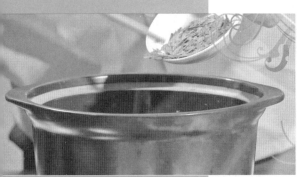

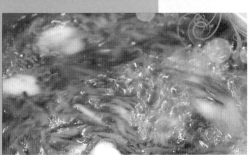

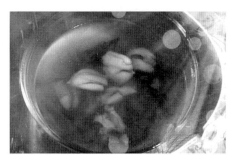

冬瓜

又名枕瓜、白冬瓜,水芝、地芝、白瓜、濮瓜。冬瓜味甘、淡,性微寒;归肺、大小肠、膀胱三经;能清热化痰,除烦止渴,利尿消肿。可治疗心胸烦热、小便不利、肺痈咳喘、肝硬化腹水、利尿消肿、高血压等。

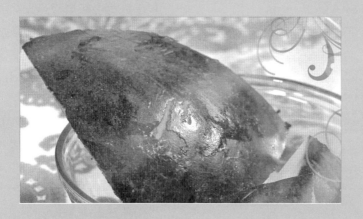

冬瓜粥

新鲜带皮冬瓜 100 克,粳米 100 克,将冬瓜洗净,切成小块,同粳米一起放入锅内煮粥。

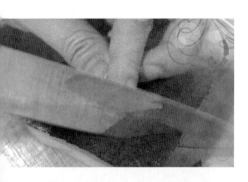

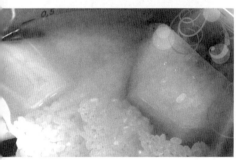

具有利水消肿、清热解毒的功效,适合痰湿体质和脂肪肝患者食用。

点评:

李文友:运动以后实在觉得饿得不行,就自己熬一碗冬瓜粥来喝,这个时候最适合。冬瓜粥煮好后稍微加点盐,味道就会很好。冬瓜本身具有祛湿清热的作用,但是又不会带来太多的热量,非常适合运动之后稍微补充一下能量。

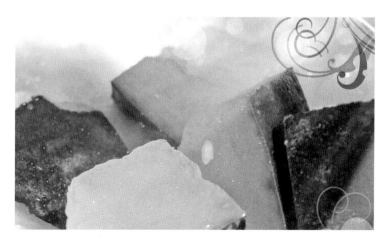

冬瓜薏米水

取冬瓜肉 100 克，薏米 10 克，将上述食材一同放入锅中煎煮 10 分钟即可。

功效：

该食疗方可起到健脾化湿、利水的功效。

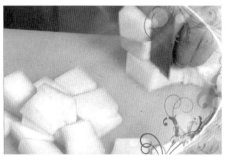

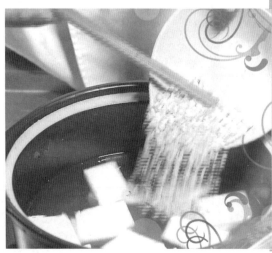

点评：

李文友：冬瓜是功效非常显著的一种食材，隐藏在餐桌上的"瘦身瓜"就是冬瓜。古人常说"造化神奇"，往往会应季出产一些东西，用来解决当季的诸多问题。西瓜是如此，冬瓜也是如此。冬瓜的功效包括清热解暑、祛湿。在夏季尤其需要，特别到了夏季后半段，湿气非常重，很多人在这段

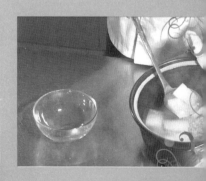

时期小便不利，人显得水肿，而冬瓜具有利尿消肿的功效。这个季节出产冬瓜，正好解决了夏季高发的一些问题。

蔡德亨：到了夏天，人们相对来说脾胃比较虚弱，再加上天热睡眠质量不高，时间久了，水和湿就会停留在人体内无法排出，早上起来会觉得眼皮肿，手背发胀，显得没有精神。在这种情况下，应该马上用冬瓜煮水来喝，可以利尿、消肿。

李文友：冬瓜和另外一种食材搭配起来用效果会更好。那就是薏米，具有非常显著的利水祛湿、健脾补气的功能，夏天的时候非常适合喝这道冬瓜薏米汤。

蔡德亨：冬瓜和薏米的这个配伍是非常经典的。薏米具有健脾化湿的作用，而冬瓜可以去除体内的湿气，同时还能去除体内的自由基，以及一些在体内沉淀的东西。此外，冬瓜对消除血管内的一些垃圾也能起到很好的作用，由于它本身能化湿，两种功效相结合，一方面可以健脾，另一方面可以化湿，提升人体的免疫能力。

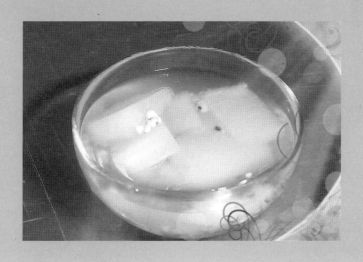

冬瓜
生姜
红糖茶

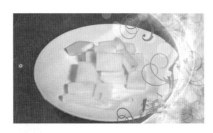

取冬瓜肉 100 克，
生姜 5 片、红糖少许，
将上述食材一同放入锅
中煎煮 10 分钟即可。

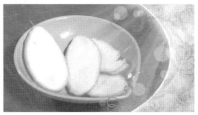

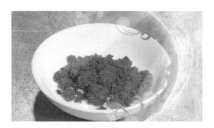

功效：

    该食疗方对脾胃虚
寒、抑制食欲具有一定
的养生功效。

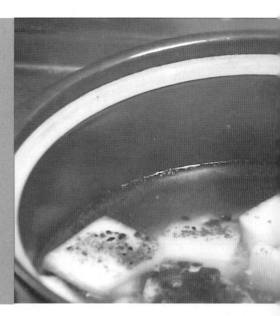

点评：

蔡德亨：冬瓜茶可以消暑，所以夏天很多人喜欢喝。不过冬瓜茶实际上有好多种，一种是把冬瓜切碎以后放在锅里，加上芦根一起熬成水来喝。到了夏天，有的人容易出现尿频尿急的现象，还容易出现尿不尽的感觉，还有一些人感觉咽喉痒，动不动就要咳嗽，也没有痰，同时这种咳嗽吃一般的咳嗽药效果又不好。对于这些症状，用冬瓜煮芦根水就可以达到治疗的效果。此外，冬瓜芦根茶还有一个好处。小孩经常流鼻血是由于小孩子还没有发育完全，鼻黏膜没有完全长好，天气稍微一干燥，或者气温升高就容易出血。这个时候给小孩子喝冬瓜茶，可以减轻这种流鼻血的症状。另外，还有一种冬瓜茶，是把冬瓜和生姜一起熬水，熬好以后再加上一点红糖，当成饮料来喝，口感很好。每次吃饭之前稍微喝一点，可以减少对饮食特别的需求。

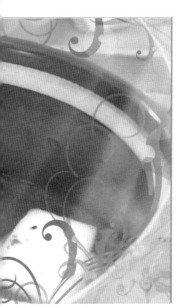
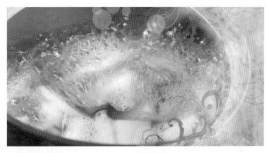
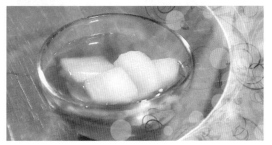

菠菜

菠菜味甘、性凉；归大肠、胃经。《本草纲目》中说菠菜能通血脉，开胸膈，下气调中，止渴润燥。

豆皮炒菠菜

豆腐皮250克，菠菜100克，葱末、姜末、盐、鸡精各适量。首先将菠菜洗净，切成两段，豆腐皮切成片，油烧热后，放入葱末、姜末和豆腐皮翻炒，然后放入菠菜，炒至稍软，加盐和鸡精炒匀即可。

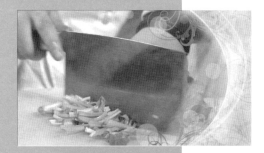

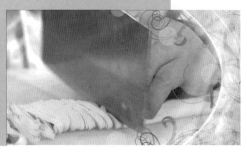

功效：

100 克菠菜中含有 347 微克叶酸，而豆腐皮也是富含叶酸的食物，两者所含叶酸量基本可以满足一个成年人一天叶酸的需要量，同时还可以补充其他维生素和矿物质。

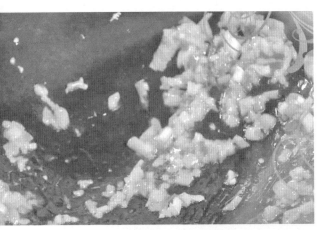

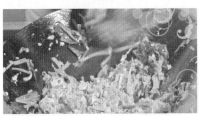

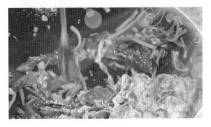

点评：

李文友：蔬菜类食材推荐三种，芦荟、西兰花、胡萝卜；动物类的产品，有动物肝脏、牛奶、蛋黄；水果类的，特别推荐猕猴桃，也叫奇异果；谷物类的，推荐燕麦。以上这些食材有一个共同特点，就是叶酸含量比较丰富。

葛林宝：绿叶菜中叶酸的含量都很丰富，在饮食中，每天的蔬菜摄入有一半应该来自于深绿色的蔬菜。能生吃的蔬菜尽量生吃，包括一些水果，里面的叶酸含量很高，而叶酸在没有经过烹饪的情况下，它的保存会更好。

动物来源的食品，如动物肝脏，叶酸含量也是非常丰富的，在此也要提醒各位孕妇，怀孕期间应该注意补充动物肝脏，而且最好经常吃，但是每次的摄入量可以稍微少一点。

丝瓜

原产于印度的一种葫芦科植物，又称菜瓜。《本草纲目》："丝瓜，唐宋以前无闻，今南北皆有之，以为常蔬。……嫩时去皮，可烹可曝，点茶充蔬。老则大如杵，筋络缠纽如织成，经霜乃枯，涤釜器，故村人呼为洗锅罗瓜。"丝瓜味甘，性寒，归肝、胃经，具有清热、解毒、凉血止血、通经络、行血脉、美容、抗癌等功效，并可治疗诸如痰喘咳嗽、乳汁不通、热病烦渴、筋骨酸痛、便血等病症。

丝瓜芦笋蜜

新鲜丝瓜一根、芦笋半斤，丝瓜去皮切成条状，芦笋洗净切段，一起榨汁，然后加入适量的蜂蜜调匀即可。

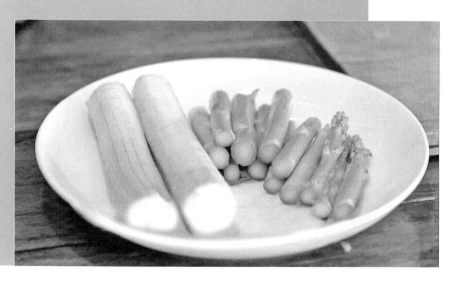

功效：

　　肿瘤患者每天按此量饮服，身体健康者则酌情减量。丝瓜性味寒凉，故脾胃虚寒滑泄者不宜选用此方。

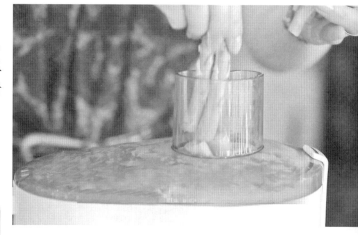

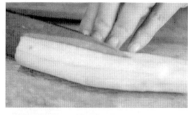

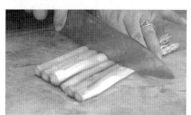

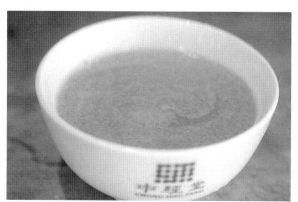

点评：

　　蔡德亨：丝瓜汁有清热解毒、消肿止痛之功效。这道药膳在食用过程中，会有一种清清凉凉的感觉。芦笋本身具有抗癌的作用，把这两种食材融合在一起后，对于抗癌是非常有效的，因此它也是一个绝妙的食疗方。

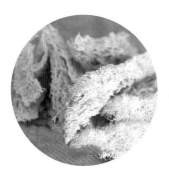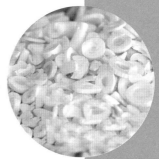

把30克丝瓜络剪成小块，和
10克通草一起倒入水锅，用小火
煎煮30分钟，汤水可以直接饮服，
也可用来煲鲫鱼汤或猪脚汤。

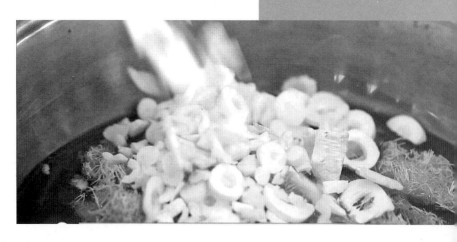

功效：

这道汤可以通乳，增加乳汁的分泌。建议孕妇在生产前3天起开始饮服，生产当天及之后2天停服，产后第3天开始可以正常饮服。

点评：

蔡德亨：如果不用鲫鱼，改用猪蹄熬汤效果也一样。用猪蹄熬汤可以增加乳汁，改善乳汁质量，这也是很好的一道食疗方，自古以来一直在用。现在很多人担心奶粉质量问题，哺乳期间坚持喝这道汤，可以明显增加乳汁的分泌。

有一些女性朋友哺乳之后患上乳腺炎，非常痛苦，甚至有的人被迫终止喂奶，用丝瓜络可以大大缓解这种症状。乳腺炎是由于乳管不通造成的，遇到这种情况可以用丝瓜络30克、蒲公英30克一起煎水，拿毛巾浸湿，拧干以后敷在乳房肿块的地方。需要注意的是，敷的时候要热敷，最好在毛巾上面放一个热水袋，这样热敷半小时，坚持每天敷两次，对乳腺的畅通和乳腺炎的消除都有好处。

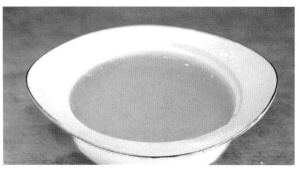

白萝卜

白萝卜，古称莱菔，在饮食和中医食疗领域都有广泛应用，《本草纲目》称之为"蔬中最有利者"。其色白，属金，入肺，性甘平辛，归肺脾经，具有下气、消食、除疾润肺、解毒生津、利尿通便的功效。主治肺痿、肺热、便秘、吐血、气胀、食滞、消化不良、痰多、大小便不通畅等。

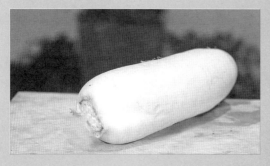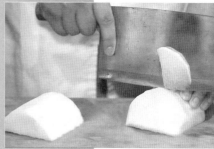

糖渍萝卜水

新鲜白萝卜250克，蜂蜜适量。先将白萝卜洗净切成银杏叶状薄片放入盆中，加蜂蜜适量腌渍，亦可装入广口瓶中，搁置一夜，清甜爽口的糖渍萝卜水就会浸泡而出，很适合小孩子的口味，汁水可以直接喂服，也可以加温水稀释后分多次喂服。

点评：

林洁：容易引起内伤咳嗽的孩子，一般在喂养方面都存在一些问题，这时候就需要家长在饮食上进行一定的调理。对于痰多的孩子，可以给他多吃点白萝卜；肺气比较虚，容易咳嗽的孩子，可以给他吃一些梨，梨有润肺的作用。

李文友：萝卜是一种非常好的食物，它可以化痰、下气，对于小孩子来说，萝卜还有消食的作用。如果是因为吃得太多造成小孩子的咳嗽，家长可以经常用萝卜给孩子做一些菜或者药膳，比如这里介绍的糖渍萝卜水，会起到非常好的效果。

功效：

具有消食健胃、理气化痰、润肺止咳的功效。

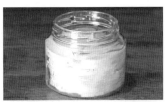

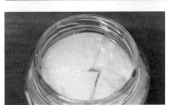

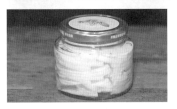

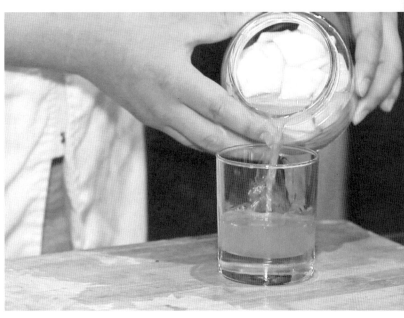

萝卜排骨汤

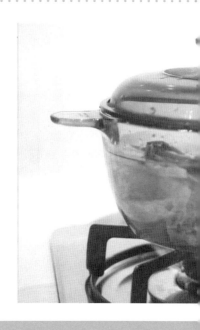

萝卜 500 克，小排 300 克，将小排焯水后放入锅中，加入少许的姜片和料酒，用大火熬煮至少 30 分钟；将萝卜去皮、切块，等小排煮上 30 分钟后放入锅内，并放上葱，改用文火煮 20 分钟左右，便可出锅食用。

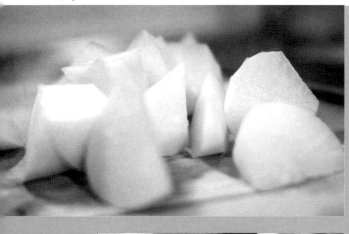

功效：

对小儿伤风感冒、咳嗽多痰有很好的疗效。

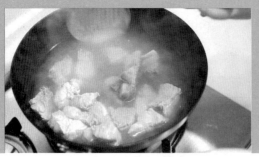

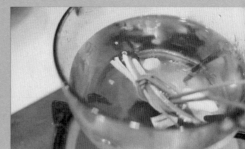

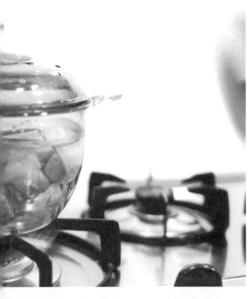

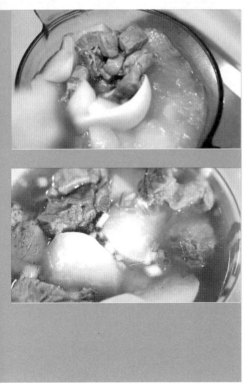

点评：

何金森：治疗小儿伤风感冒、咳嗽多痰方面，除了大家熟知的捏脊和敷贴以外，在秋冬季节，有一个很有名的传统食疗方，就是萝卜排骨汤。需要注意的是，这里用的萝卜一定是白萝卜，千万不要买错了，否则会影响疗效。大家都知道，白萝卜具有清肺、润肺、化痰、止咳等功效。为何一定要用小排和白萝卜同炖？这是因为小排里面主要是精肉，容易消化吸收，对于小孩子长身体、补充营养和蛋白质方面都有非常好的作用。有条件的话，在萝卜排骨汤里再放上一些川贝粉，那就更好了，而且味道一点都不难吃。当然，川贝粉一定要研成很细的粉末，否则会影响口感。

根据小孩的年龄大小来控制川贝粉的用量，三四岁以下的小孩放一袋就够了，五六岁的可以酌情增加至两袋。川贝粉和萝卜、排骨一起炖汤，那对于小孩润肺、化痰、止咳更有事半功倍的效果。

葛林宝：不光孩童，成人也可以食用这道药膳。冬天到了，感冒咳嗽的人比较多，假如能够提前有意识地多食用一些白萝卜，能够下气化结、止咳化痰，可以起到预防的作用。中医说，人不生病才是养生的最高层次。所以我们平时可以多采取食疗方式来进行预防，既可以享口腹之快，又能养生保健，两全其美。

135

萝卜拌百合

先将白萝卜削皮，刨成细丝。把百合洗净，然后掰成小片，在沸水中氽一下，氽好之后捞起，放入刨好的萝卜丝中。加入少量的米醋，再加入少许糖，搅拌均匀，一道酸爽可口的萝卜拌百合就做好了。

功效：

该食疗方做法简单，对小儿伤风感冒、咳嗽多痰有很好的疗效。

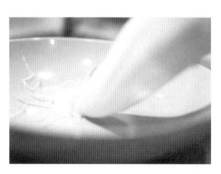

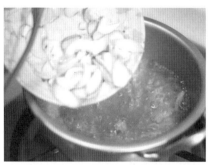

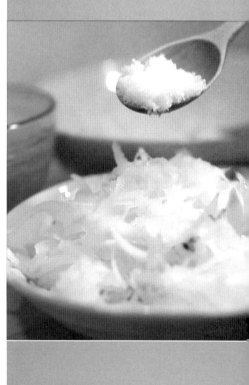

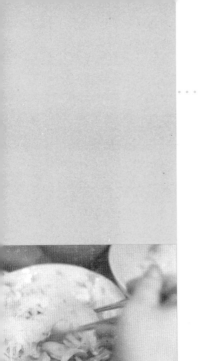

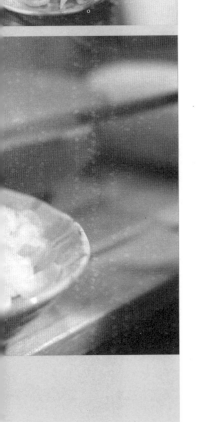

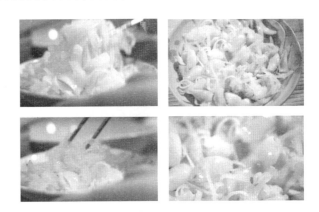

点评：

田胜利：常言道："晚吃萝卜早吃姜，不劳郎中开药方。"这句话是有一定道理的。尤其是萝卜，具有很强的化痰下气作用。再搭配上百合，效果就会更好。

李文友：跟白萝卜一样，百合也是入肺经的。中医用药讲究君臣佐使之道，君臣佐使是《内经》中提出的中医药处方原则，是对处方用药规律的高度概括。所谓君药是针对主病或主证起主要治疗作用的药物，其药力居方中之首，用量亦较多，在一个方剂中，君药是首要的、不可缺少的药物。而臣药则是辅助君药加强治疗主病或主证的药物。在这个食疗方里，白萝卜和百合一君一臣，搭配起来效果更好。

蜂蜜炖萝卜

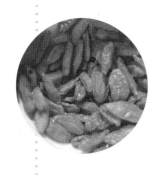

将枸杞清洗后放入净水中浸泡变软。白萝卜洗净，去尾削平底部。然后将白萝卜削皮，留蒂在顶部切厚片留做盖子备用。再用小刀和挖勺在萝卜中间挖出一个洞，做成萝卜盅。往萝卜盅内注入八成满的蜂蜜，放入三四颗枸杞。锅内盛上冷水，在蒸屉上码好萝卜盅之后，盖上锅盖，中火蒸40分钟，这道口感清甜软糯的蜂蜜炖萝卜就做成了。

功效：

在立春时节食用白萝卜炖蜂蜜，可以帮助人体清通肠胃和肺部。白萝卜不仅能通肺、通便，还能祛痰，经常发生雾霾地区的人食用会有一定好处。而蜂蜜本身也具有润肠通便的功效。从药性上讲，蜂蜜甘味，而萝卜偏辛，二者搭配起来正好是一个辛甘之品。如果再加上一点枸杞，兼具枸杞保肝、温和的作用，效果就会更好。

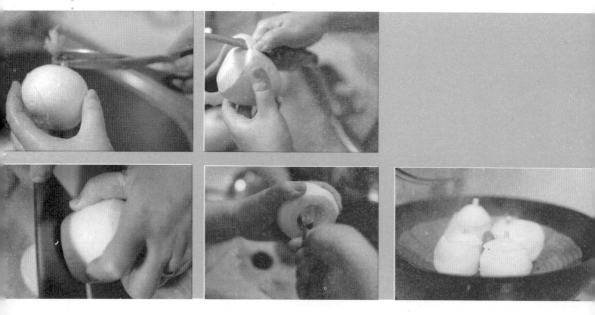

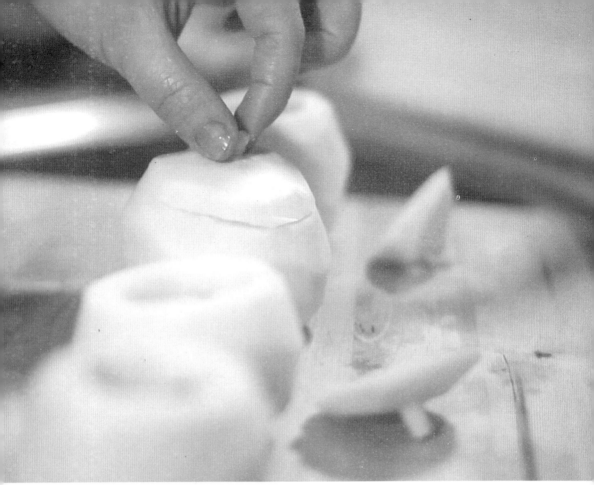

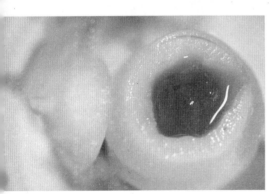

点评：

　　田胜利：在食物方面，可以通肺脏的有萝卜、杏仁、百合，而它们有一个共同特点，都是白色的，药材当中有川贝，还有一些我们经常食用的水果，比如香蕉、荸荠等，都有这样的作用。立春时节1周食用这种萝卜盅2次就可以达到极好的效果，可以把它当成一道餐后小甜点来吃。

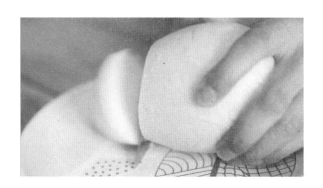

冰糖萝卜水

挑鹅蛋大小的白萝卜一个，在1/4或者1/3处切开，用汤勺将萝卜剩余部分的中间掏空，放入冰糖，再将之前切开的萝卜盖上，用牙签加以固定。将萝卜竖着放入冰箱，五六天以后，待冰糖和萝卜里面的汁水融化在一起，就可以把它取出来慢慢吃掉。

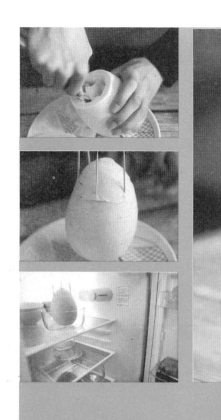

功效：

该食疗方具有非常好的止咳化痰功效。

点评：

葛林宝：按照中医的四气五味划分，萝卜为辛味，辛就是辣的意思。萝卜的作用是凉性的，所以它是最好的下气消结、止咳化痰的食物。因为萝卜的种类比较多，学术界对萝卜的功效存在一些争议，但是一般认为青萝卜的药用功效更好一些，它所含的有效成分也相对多一点。在药用功效上排序，水萝卜显得稍微差一点，因为它的水分含量比较高，红萝卜居中，而白萝卜有一个最大的好处就是对咳嗽有奇效，所以有很多咳嗽时间比较长的患者，平时都喜欢食用一些萝卜汁。不过总体上讲，不同种类萝卜的药用功效都很好。

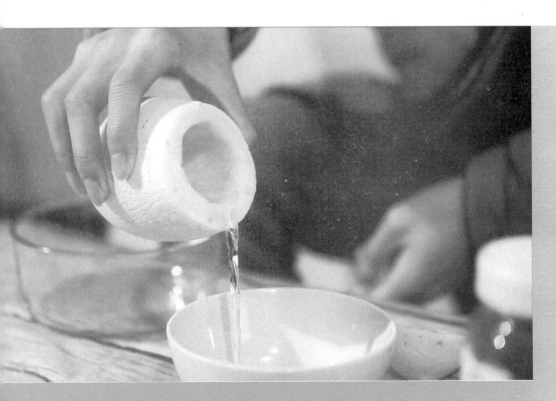

萝卜
山楂
麦冬汤

山楂、麦冬各 30 克，白萝卜
250 克，把以上 3 种材料同时放入
盛满水的锅中一起煎汤，煮约 20
分钟左右即可，可适量加入白糖
调味。

功效：

饮汤并食用萝卜，具有开胃消
食、化积导滞的作用，适用于食积
腹胀。

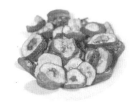

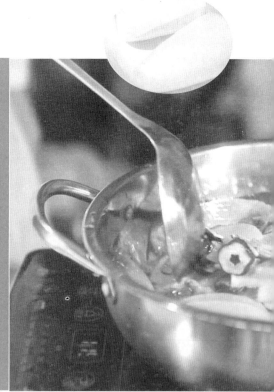

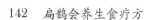

点评：

葛林宝：按照中医的分类，麦冬是养阴的，特别是养脾胃之阴。如果一个人舌苔偏红，伴有一点阴虚症状，用麦冬效果会更好一点。同时萝卜具有良好的下气消结作用，对于消化不良、腹胀等症状很有效。前面我们还讲到，萝卜具有止咳化痰的功效，尤其在冬春时节，感冒患者比较多，这时候多吃萝卜是很有好处的。也可以在萝卜里加入一些陈皮、山楂，一起煮好食用，这也

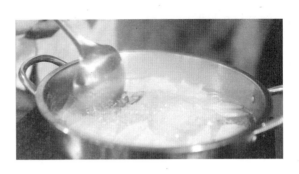

是一种比较常见的吃法。提醒一下，陈皮比较讲究产地，不同产地的陈皮药用价值也会有差异，现在最好的陈皮产地是广东新会。再来说山楂，它本身是消食的药材，将山楂、萝卜、陈皮搭配食用，会有比较好的消食作用。

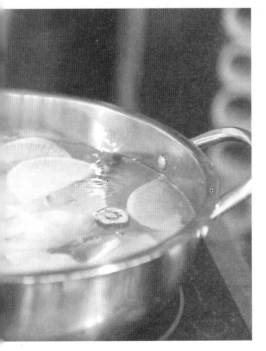

服用萝卜的禁忌

以前有一种说法，人参和萝卜不宜同食，这种说法有科学依据吗？

葛林宝：的确是这样，中医主张服用人参的时候不进食萝卜。服人参忌食萝卜，不仅是民间传统，在一些古代、近代的中药书中也有相关记载。其根据是人参补气而萝卜消气，两者同食会消解人参的补益功效。需要说明的是，人参所补的是人体中的元气，元气在中医中则是指人体生理活动的基本功能；萝卜消气，是指胃肠消化不良所产生的胀气。

此外，现在很多人冬令进补的时候采用膏方，膏方里多采用人参作为补虚的药，建议大家在服用膏方的同时要注意适当少吃萝卜，甚至不吃萝卜。

食用萝卜还有什么禁忌吗？

葛林宝：萝卜偏凉性，对于那些有胃虚寒症状、胃溃疡，以及胃部怕冷、经常腹泻的患者建议要少吃。

蚕豆

又名佛豆、胡豆、南豆、罗泛豆、夏豆等，味甘、微辛，性平，归脾、胃经。蚕豆可补中益气、健脾益胃、清热利湿、止血降压、涩精止带；主治中气不足、倦怠少食、高血压、咯血、妇女带下等病症。

冬瓜虾皮豆瓣汤

准备适量冬瓜、虾皮和豆瓣。先将冬瓜去皮、去囊、切片、洗净备用，锅里的水煮沸后，放入冬瓜和豆瓣，等再次煮沸后放入虾皮，滴几滴麻油调味即可。

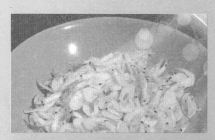

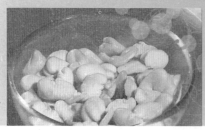
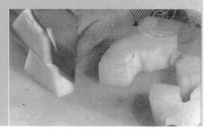

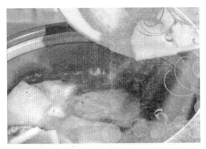

功效：

　具有清热解暑和补钙的功效。

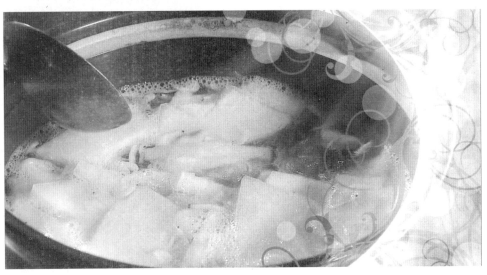

点评：

　李文友：冬瓜虾皮豆瓣汤是夏季一道非常好的时令汤品。我们都知道，豆瓣的营养成分丰富，尤其钙的含量很高，同时虾皮也是很好的补钙食品，冬瓜又具有清热利水的作用。在夏季，家里的老人如果本身患骨质疏松，需要补钙，再加上夏季气温高，天气潮，湿气重，非常适合吃这道冬瓜虾皮豆瓣汤。

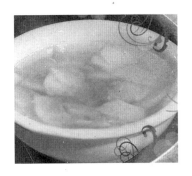

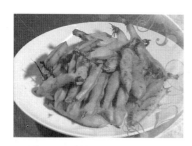

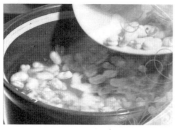

豆瓣酥

取蚕豆 500 克，去除豆
荚和豆皮，放入水中煮熟，
刮入少许食碱后，再烧煮片
刻，取出沥干后放入粉碎机
打成泥即可。

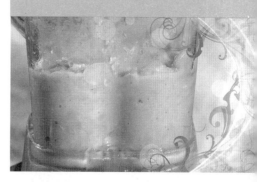

功效：

具有健脾益胃、清热
利湿的功效。

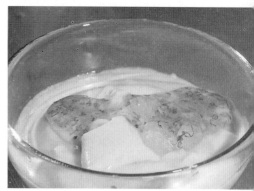

点评：

蔡德亨：还可以根据个人喜好对这道豆瓣酥进行调味，如果喜欢吃甜食，可以放上冰糖、蜂蜜、橄榄油（也可以用猪油代替）；喜欢香一点，可以放上糖桂花。夏季喜欢吃凉的，还可以把它放在冰箱里冷冻，吃起来有点像冰激凌的味道。甚至还可以在豆瓣酥里放上咸菜一起炒，味道也非常鲜美。

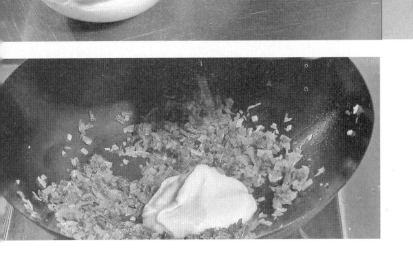

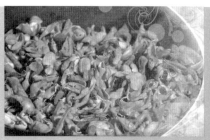
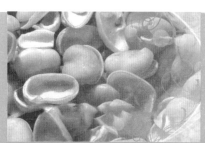

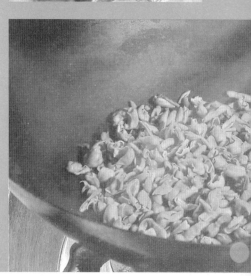

　　先将蚕豆皮晒干，随后放入锅中用文火干炒，不需要放油，炒至稍稍发黄即可。炒好的蚕豆皮拿来泡茶喝，用量可根据个人喜好适当增减。

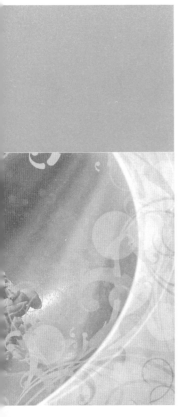

功效：

　　从现代营养学角度来讲，蚕豆皮里面的膳食纤维含量很高，它具有帮助消化、帮助肠蠕动的作用，也具有通便的功能。坚持喝这道蚕豆皮茶，可以有助消化、改善便秘。

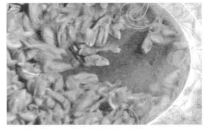

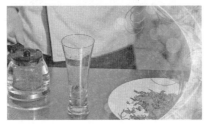

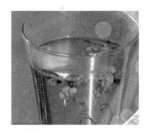

点评：

　　蔡德亨：蚕豆皮有两个作用，一是可以帮助清出肠道内的废物，二是有清热作用。所以剥下来的蚕豆皮千万别扔掉，可以把它制成茶来喝。做法很简单，把蚕豆皮晒干，稍微炒制一下就可以了，泡出来的茶有一种清香味道。

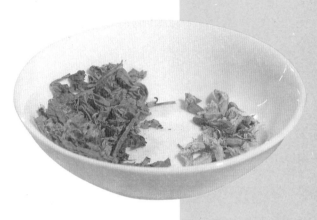

蚕豆花
泡茶

用蚕豆花和晒干
的车前草一起泡茶喝。

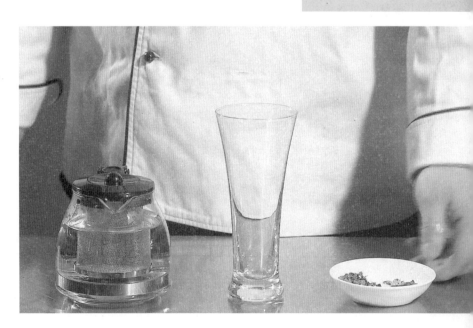

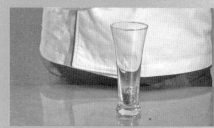

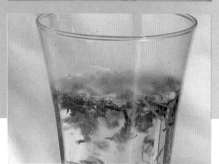

功效：

蚕豆花可以疏通血管，使血压下降，但它没有很大的利尿作用，而车前草则具有利尿作用，所以两者搭配起来，一个利尿，一个扩张血管，双管齐下，可以使血压平稳地降下来。

点评：

蔡德亨：在服用这款茶的同时，可以适当减少降血压药的用量。把车前草晒干后和蚕豆花一起泡茶，在用量上，蚕豆花少一点，车前草可以多一点。

蚕豆花加苦杏仁可以治疗咳嗽、毛细血管出血，吃的时候稍微煮一下就可以了。此外，蚕豆花和莲子煮一下，通常是 3:1 的比例，即 3 份是莲子（或杏仁），1 份是蚕豆花，吃了以后可以补肾，可以治疗带下。

芦根

又名芦茅根、苇根、芦头、芦柴根、顺江龙、甜梗子等。味甘性寒；归肺经、胃经。具有清热生津、除烦、止呕、利尿的功效；主治热病烦渴、胃热呕吐、肺热咳嗽、肺痈吐脓、热淋涩痛。

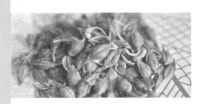

芦根连翘水

取芦根 10 克，连翘 5 克，泡水饮用。

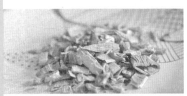

功效：

连翘和芦根，从西医角度来讲，它们都具有抗病毒的作用；从中医角度来讲，有清热、利湿、滋阴的作用，可以提高人体免疫力，而且大人小孩都可以用。

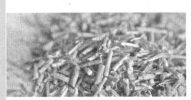

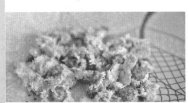

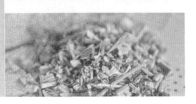

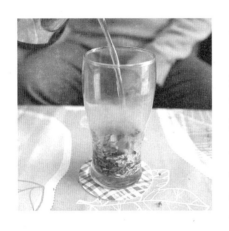

点评：

　　龙华医院专家：芦根，就是芦苇的根，菜市场就有卖，它具有清胃的作用。此外，它还能润肠，对减少口臭也很有帮助。这道茶最好使用新鲜的芦根，没有新鲜的也可以用干的代替。每次用量为5~10克。这道茶口感很好，可以多喝，孩童饮用没有问题。如果成年人用，可以在这个基础上加入白茅根、菊花、藿香等，连翘和芦根保证5~10克的用量就可以。有的人喜欢喝茶也可以放一点茶叶，是醒神的。

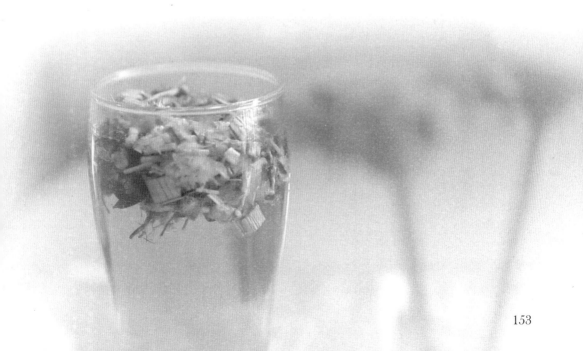

黄瓜

又名胡瓜、青瓜，是由西汉时期张骞出使西域带回中原的。黄瓜味甘，性凉，归脾、胃、大肠经。具有清热利水、解毒消肿、生津止渴的功效。

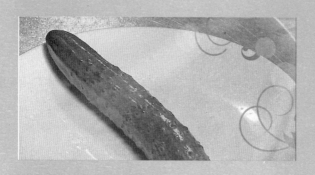

黄瓜绿豆珍珠粉饮

取黄瓜1根、绿豆10克、珍珠粉适量，首先将黄瓜榨汁备用，然后将绿豆放入锅中加水煮约30分钟，将煮好的水倒入先前榨好的黄瓜汁中，最后将珍珠粉倒入即可。

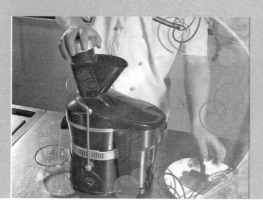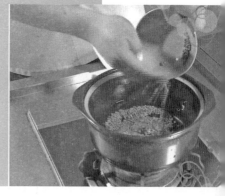

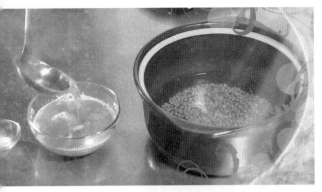

功效：

　　该食疗方可起到美容养颜、清热解毒、祛火的作用。

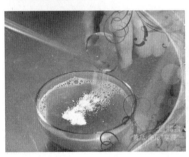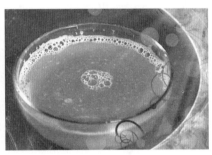

点评：

　　蔡德亨：黄瓜本身有清除有机质的成分，在某种程度上可以帮助活化细胞。绿豆是清热解毒的好东西，前面已经多次提到。而珍珠粉历来就是美容圣品。据说慈禧太后临死时皮肤都非常娇嫩的，就是因为她常年使用珍珠粉。按今天的药理来分析，珍珠粉里含有大量钙质，同时又具有嫩化皮肤细胞的作用，以上三样东西放在一起效果确实很好。

　　不过，这三样东西都是性味很寒的，绿豆是寒性的，黄瓜偏向凉性，珍珠粉也是寒性的，对于脾胃虚寒的人，这个食疗方就不太适合。但是有色斑的人大部分都有内热，而对于有内热的人来说，这个配方应该是没有问题的。

155

黄瓜 1 根，金银花 3 克，先将黄瓜榨汁备用，金银花放入锅中，加水煎煮 10 分钟，将煎煮后的水加入先前榨好的黄瓜汁中即可。

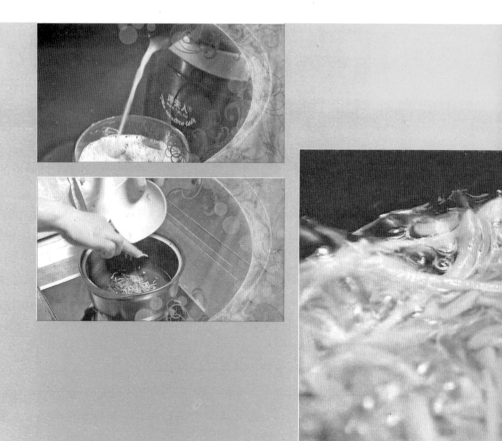

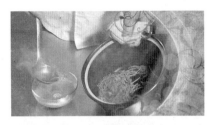

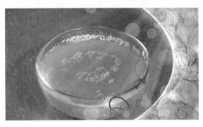

功效：

    该食疗方对老年性咽炎、小孩夏季生痱子都有较好的缓解作用。

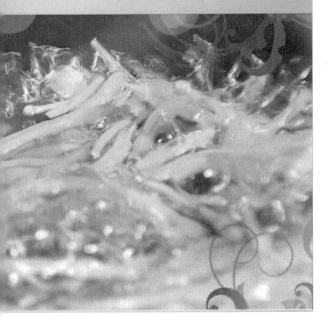

点评：

    李文友：这个食疗方制作起来方法很简单，就是把一根黄瓜打汁，再用 3 克金银花泡水，最后把黄瓜汁兑到金银花泡的水里，坚持饮用对老年性咽炎的改善作用是很明显的。

    黄瓜本身属于性味比较凉的食材，所以制作的时候，一般来说加热 5~10 分钟就可以了，这样不会造成营养成分的流失。经过短暂加热以后，黄瓜的寒性缓解了，效果反而会更好。医书上有记载，古人常使用这种方法，将凉性的食物加热以后去掉它的寒性，利用它改变后的药性来进行治疗，对改善人体体质有很好的作用。

荷叶莲子

荷叶味苦性平，归胃、脾、肝经，荷叶具有清热解暑、凉血止血的作用。莲子又名白莲、莲实、莲米、莲肉。《本草纲目》云："莲之味甘，气温而性涩，清芳之气，得稼穑之味，乃脾之果也。"莲子性平味甘、涩，入心、肺、肾经。具有补脾、益肺、养心、益肾和固肠等作用。

荷花莲子粥

去芯莲子 10 颗，粳米 100 克，荷花花瓣若干。先将去芯莲子浸泡 3 个小时，和粳米一起倒入锅中加水熬煮，待莲子粥煮熟后，将新鲜荷花洗净切碎，倒入粥中再煮 3 分钟即可。

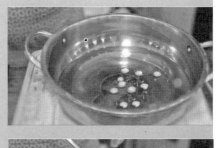
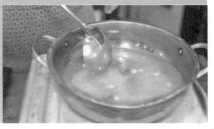

功效：

具有清暑热、散瘀血、美容养颜之功效，常服能起到驻颜益色、祛病延年的作用。

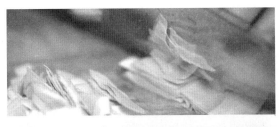

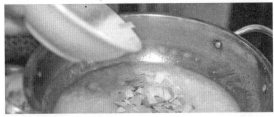

点评：

蔡德亨：等粥煮好以后把荷花瓣洗干净切碎撒进去就可以了，这道粥卖相漂亮，闻起来很香，口感也不错，对健脾安神、化瘀养颜都有好处。

李文友：在夏季，荷花粥是道应季食疗粥。荷花除了活血化瘀之外，还有祛湿、消风、清心、凉血、清热、解毒等功效，对夏季而言，这些都是应季的功效，所以夏天吃荷花粥是很好的选择，尤其适合女性朋友食用。

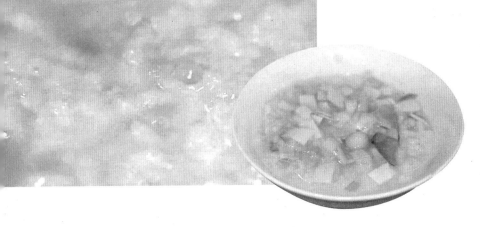

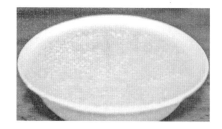

糯米 250 克，新鲜荷叶 1 张，芒果 1 个，炼乳适量。用清水浸泡糯米 4~5 小时，荷叶洗净后将糯米包起，用线绳扎好后放入蒸锅蒸 2 小时。将芒果去皮切丁，洒在蒸好的荷叶糯米饭上，再浇上炼乳即可食用。

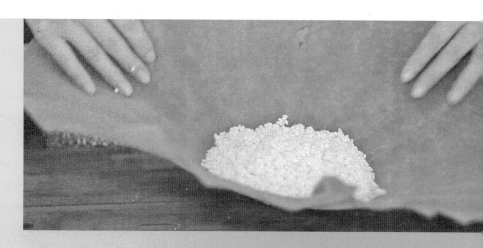

功效：

荷叶芒果糯米饭具有健脾和胃、化湿清暑的功效，常食可以养颜、补益气血。

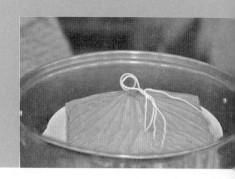

点评：

蔡德亨：荷叶的清香味具有增进食欲的作用，荷叶还能健脾。比如荷叶蒸饭，别看每次只能蒸出一个小小的饭团，其实它的功效卓著，不仅对普通人健康有利，甚至对有些患者而言，作为食疗产品也是非常好的。我曾经遇到这样一个患者，癌症化疗以后，他的胃口变得很差，吃不下饭，我就对他说："现在正好新鲜的荷叶上市了，买一点新鲜的荷叶，把它洗干净，糯米浸泡了以后包在里面，连同荷叶和糯米一起大火蒸熟，再在上面放上一些芒果丁、炼乳，看上去黄黄白白、香香甜甜的，你肯定就有食欲了。"他回去以后按我说的做了，结果两个星期以后他告诉我："现在有胃口了，能吃了，血色素也上去了。"所以别看这个东西不起眼，有的时候就会起到很大的作用。通过这件事也证明，荷叶蒸饭的确具有健脾化湿、养血的作用。因为糯米可以养血，两者搭配食用就会起到这个效果。

李文友：糯米可以养血，荷叶可以健脾、化湿。

蔡德亨：芒果有点酸酸甜甜的口味，可以开胃，同时也可以健脾。这几种食材融合在一起，口感就变得很香。荷叶的清香可以帮助消食，这样吃糯米就不会感觉到滋腻，也就不容易积食了。

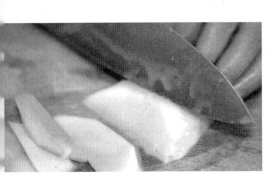
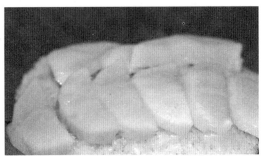

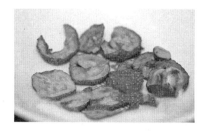

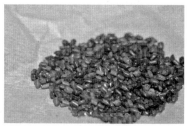

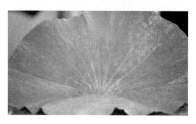

山楂荷叶决明子茶

鲜荷叶 10 克，决明子 10 克，生山楂 10 克。将鲜荷叶切丝和决明子、生山楂一起放入水杯，热水冲泡，盖上杯盖 5 分钟后即可饮服。

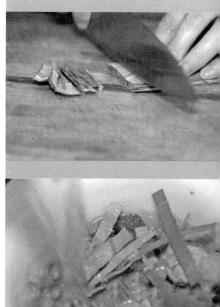

功效：

这道菜不仅可以健脾化湿，还能利尿通便。

点评：

田胜利：山楂是最典型的具有活血化瘀功效的食材，荷叶可以降脂，用这两种食材一起做成山楂荷叶茶，可以作为减肥茶。还可以加上决明子，决明子既可以降压，又可以通便。这三种食材组合到一起，可以做成山楂荷叶决明茶。

蔡德亨：这道茶可以作为一天的量随时饮用，不过最好是在吃饭之前适当喝一点。因为饭前喝有一个好处，这样一来饭量就不会那么大了。对于大部分人来说，饭前适量饮用不会有什么问题，但是对于胃酸过多、胃溃疡患者来说就不一样。因为这道茶里有生山楂，而生山楂里的鞣酸会激惹胃分泌酸性，一旦过量就会引起胃部不适。对于这类患者，我建议把山楂去掉，这样就可以在饭前服用了。这道茶不仅可以健脾化湿，还能够利尿、通便。

李文友：决明子具有利尿通便的作用。

蔡德亨：对，两者配合使用在某种程度上还可以减肥。因为体形肥胖的人多数都伴有便秘的情况，从中医辨证来说，肥胖的人本身就是痰湿之体，体内有火、有热，喝这道茶正好可以起到下火的作用。同时山楂还有健脾消食和化瘀的作用，这样可以增加荷叶的活血作用。

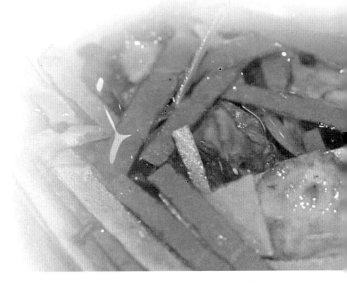

苦瓜

苦瓜又名凉瓜，味苦，性寒，无毒，归心、肝、脾、肺经。《本草纲目》记载，苦瓜能"除邪热、解劳乏、清心明目、益气壮阳"。苦瓜具有清热祛暑、明目解毒、降压降糖、利尿凉血、解劳清心、益气壮阳之功效。研究发现，它还具有良好的降血糖、抗病毒和防癌功效。

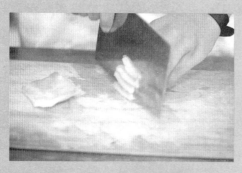
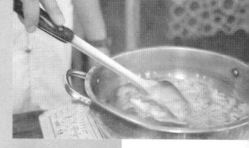
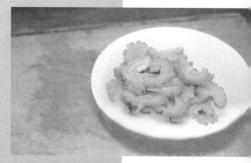

苦瓜炒西瓜皮

取苦瓜1根，西瓜皮2片。先将苦瓜切成片状，苦瓜片先在热水中焯一下，捞出放在盘中备用。在锅里倒入少许油，待油锅热后，将焯好的苦瓜片与西瓜片同时放入锅中，爆炒3分钟左右即可。

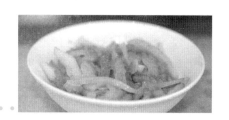

功效：

具有防暑、祛火的作用。

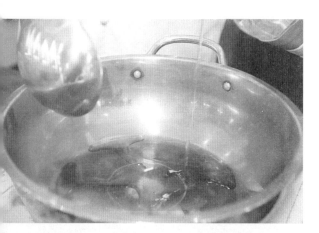

点评：

赵永汉：除了苦瓜具有防暑祛火的作用外，西瓜皮也是很好的东西。很多人不知道，西瓜皮其实是西瓜里面营养成分最高的部分，富含维生素 A 和 B 族维生素而且口感好。所以把这两种食材搭配在一起，最适宜夏季食用。

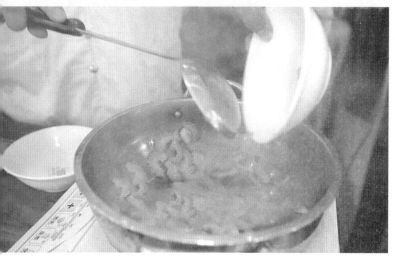

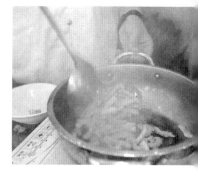

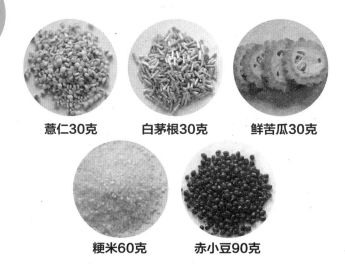

薏仁
茅根
苦瓜粥

薏仁30克　　白茅根30克　　鲜苦瓜30克

粳米60克　　赤小豆90克

　　薏仁、白茅根、鲜苦瓜各 30 克，粳米 60 克，赤小豆
90 克。先将薏仁、赤小豆温水浸泡 1 小时以上。将白茅根、
鲜苦瓜冷水煮沸，滤出汤汁，倒入锅中。加入粳米、赤小豆、
薏仁煮粥即成。

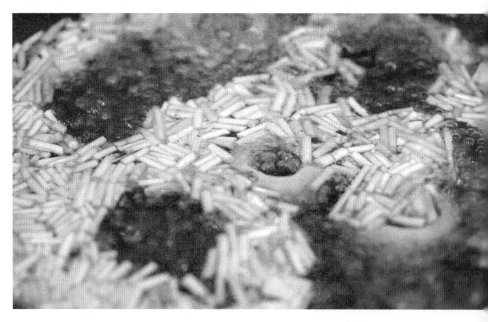

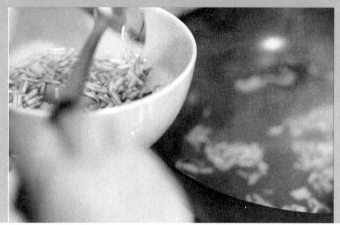
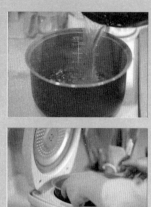

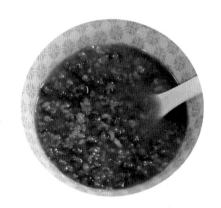

功效：

　　茅根和苦瓜都是凉性食物，而薏仁也偏凉。薏仁在中国古代是用来治疗关节病的食材，因为它具有健脾祛湿的作用，健脾本身就是可以祛湿的。粳米是温性的，用粳米调和以上三种食材做成粥，就能够起到中和的作用，对于保护关节具有很好的疗效。

点评：

　　田胜利：人们常说药食同源，最常见的药食同源就是薏米仁。在中药里，薏仁是祛湿利关节的上品，食疗方中就有一道非常好的粥，叫做薏仁茅根苦瓜粥。不过吃薏仁的时候也要注意，那些经常腹泻的人要谨慎食用，因为薏仁偏凉性，腹泻的人食用后反而会加重症状。

芹菜

有水芹、旱芹两种，功能相近，药用以旱芹为佳。旱芹香气较浓，又名"香芹"，亦称"药芹"，含有胡萝卜素、B族维生素、钙、磷、铁、钠等微量元素，同时，具有平肝清热、祛风利湿、除烦消肿、凉血止血、解毒宣肺、健胃利血、清肠利便、润肺止咳、降低血压、健脑镇静的功效。常吃芹菜，尤其是吃芹菜叶，对预防高血压、动脉硬化等都十分有益，并有辅助治疗作用。

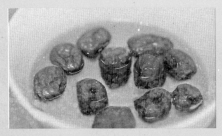 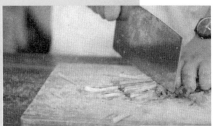

芹菜煨红枣

芹菜250克，红枣10克。先将芹菜洗净切成段状，将红枣放入锅中以大火煮5分钟左右，然后再将芹菜放入锅中与红枣一起再煮20分钟即可。汤水喝下后，芹菜与红枣还可以凉拌来吃。

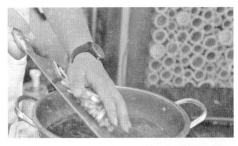

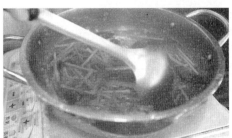

功效：

具有降压安神的作用。

点评：

李文友：芹菜含铁量比较高，红枣可以补血，含铁量也是很高的。有人说红枣是天然的维生素，它里面含有的维生素、矿物质含量都比较高。这两味食材融合在一起，具有补血的作用。

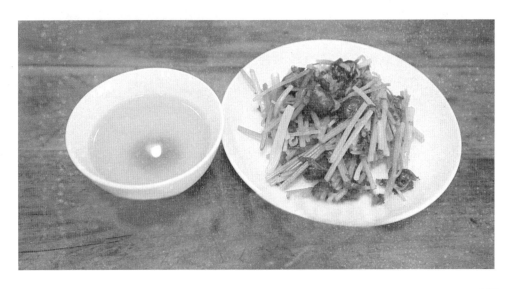

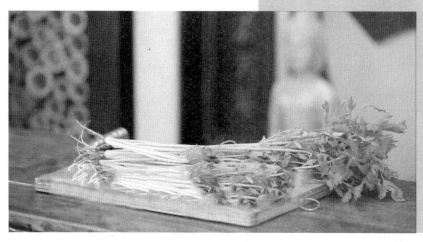

芹菜洗净后把茎与叶子同时切成段放入榨汁机中榨汁，榨出芹菜汁后放入蜂蜜，蜂蜜的量可以多一些，但不能超过芹菜汁的总量。搅匀后可放入冰箱冷藏。

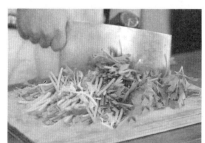

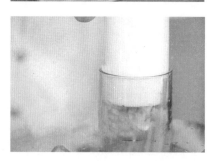

功效：

　　每天吃一汤勺，对于高血压、高血脂、动脉粥样硬化具有很好的食疗作用。

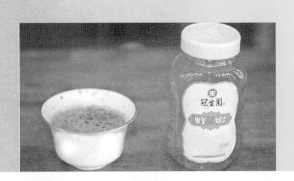

　　赵永汉：芹菜汁加适量蜂蜜，再加适量水，对女性而言，可以祛痘、美容。尤其是进入更年期的女性，由于雌激素水平下降，这一时期会出现烦躁、出虚汗等一系列症状，患者本身也非常痛苦。而这道菜可以补充人体所需的雌激素，改善更年期症状。更年期女性不妨一试。

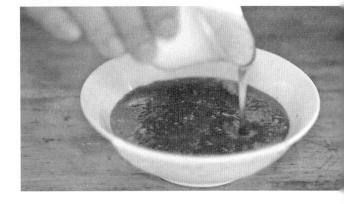

凉拌
芹菜
黑木耳

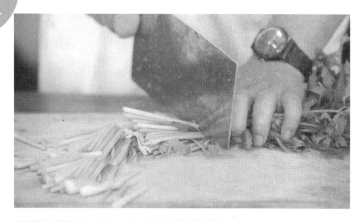

　　芹菜半斤，黑木耳7~8只。先将芹菜洗净切成段，在开水中焯一下，黑木耳洗干净用水发好，将两者混合在一起，加入味精、麻油、香醋等调味品即可。

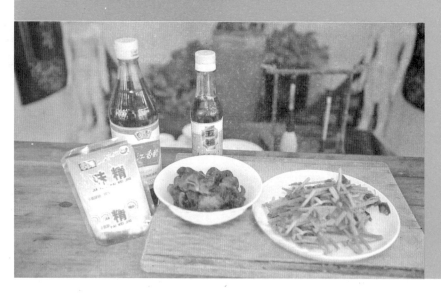

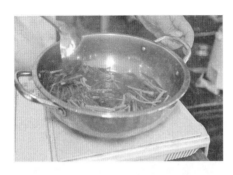
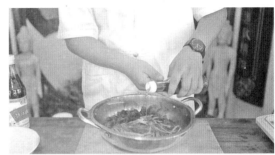

功效:

芹菜搭配黑木耳一起吃,对高血脂、动脉粥样硬化都有非常好的疗效。

点评:

赵永汉: 众所周知,芹菜具有降压的功能,很多高血压患者同时伴有血脂高、血管容易阻塞、血黏度高等症状,尤其对于中老年高血压患者来说,出现动脉粥样硬化会特别危险,容易发生致命的意外。对于高血压患者来说,日常多吃芹菜,可以起到降血压的作用。

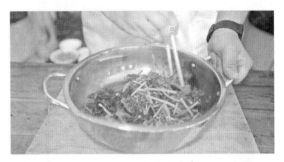
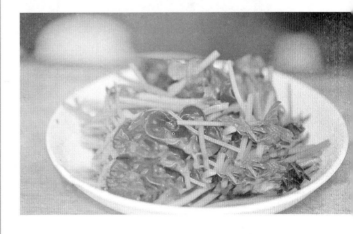

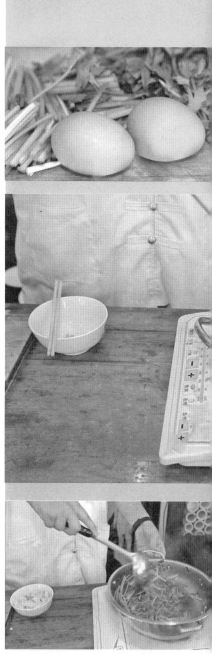

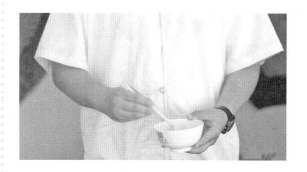

芹菜
炒鸡蛋

芹菜 250 克，鸡蛋 2 只。先
将鸡蛋打碎加盐后搅拌均匀，放
入油锅中炒熟盛出。芹菜连叶子
切段，放入油中炒 3 分钟，然后
将炒熟的鸡蛋放到锅中与芹菜一
起再炒 2 分钟，加少许盐和味精
调味即可。

功效：

可以健脾开胃，补充人体所需的蛋白质。

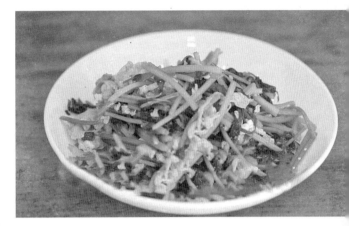

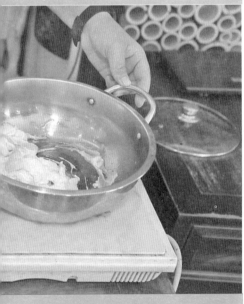

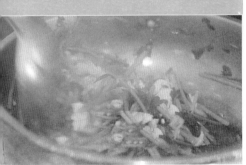

点评：

赵永汉：中国饮食讲究色、香、味俱全，芹菜炒鸡蛋这道菜，从色彩方面看，有黄色和绿色，颜色很漂亮，让人看了就很想吃，增加食欲。当然，芹菜还有多种功效，相应也有多种吃法，比如芹菜可以消肿利尿，对于小便不利、小便浑浊等症状有疗效，大家可以根据自身需要搭配其他食材一起食用。

　　先将柳橙削皮切成小块备用。然后将芹菜切成小段，胡萝卜切片，把准备好的食材放入料理机中，加入少量的水，开机搅拌。待食材全部打碎，然后将蔬果汁倒出，再加入少量的蜂蜜就可以食用了。

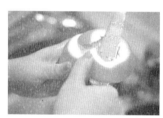
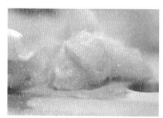
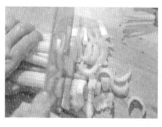
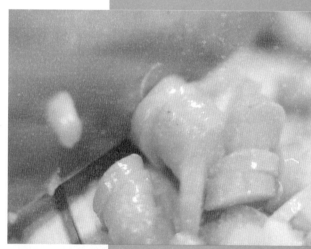
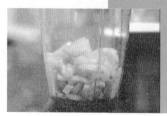
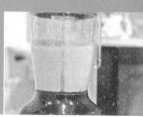

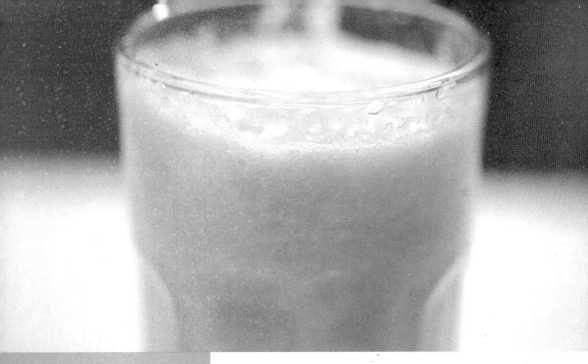

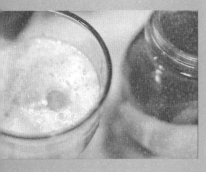

功效：

　　具有排毒、改善肠道功能的功效。

点评：

　　田胜利：我建议大家在做芹菜汁的时候，可以往里面加一些柳橙或者胡萝卜，这样可以使蔬果汁的营养成分丰富，口感也更饱满。

　　李文友：膳食纤维分为两种，一种是不溶于水的，对于肠道可以起到排毒的作用；可溶于水的膳食纤维又能满足人体肠道内定植菌的需求。哪些食物富含膳食纤维呢？比较有代表性的有芹菜、苹果等，它们都包含可溶于水和不可溶于水两种膳食纤维。其中不溶于水的膳食纤维进入肠道后，通过吸收肠道内的水分开始膨胀，变得像一张网或者一把扫帚，把肠道内的宿便等有毒物质扫下来，从而起到排毒作用。平时多喝一些富含膳食纤维的蔬果汁，或者多吃一些富含膳食纤维的食品，对于排毒、改善肠道功能非常有帮助。

百合

又名重迈、中庭、重箱、摩罗、强瞿、百合蒜、蒜脑薯等，鳞茎由鳞瓣数十片相合而成，故名百合。性平，味甘、微苦，归心、肺经。润肺止咳，清心安神。治肺热久咳、咳嗽痰血等症。

冰镇绿豆百合汤

先把绿豆洗净，倒入锅中，煮20分钟，然后盛出倒入碗中待用。把洗净的百合倒入锅中，煮10分钟后盛入碗中。吃的时候，舀一勺绿豆、一勺百合在碗里，兑上冰水，一碗冰镇的绿豆百合汤就做好了。

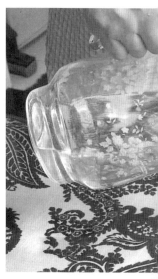

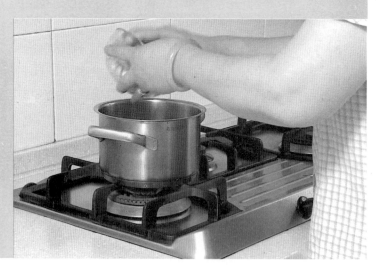

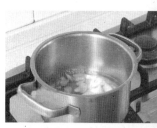

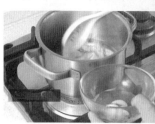

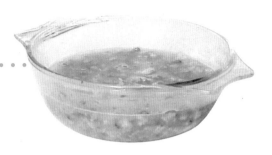

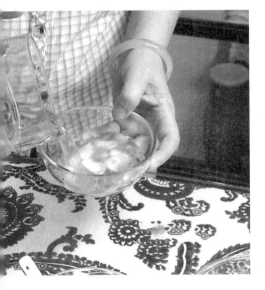

功效：

　　绿豆清热解毒，还能防暑；百合可以养阴、润肺，两者搭配在一起，对于夏季喜欢在空调房间里待着的人来说，是一道很有效的食疗方。

点评：

　　李文友：在做这道绿豆百合汤的时候，往里加一点糯米。糯米本身具有养身的功效，中医说糯米能补中益气。夏季暑热，一是伤阴、伤脾胃，二是伤气。在这种情况下，加一点糯米进去，就可以起到养生的功效。

　　蔡德亨：许多人到了夏天睡眠就不好，白天精神也不太理想，吃东西也没有胃口，这种情况上海话叫做"疰夏"。如果出现这种情况，可以在饮食中加入一点糯米，既可以养生，而且口感也不错，还可以增进食欲。此外，糯米还可以补气、养胃、养血，夏季经常食用糯米，人的精神状态明显就不同了。

　　绿豆具有清热解毒的作用，百合有养阴、清热的作用，实际上就是对肺部有帮助，有润肺的作用。夏天天热，大家喜欢吹空调，但是在空调房里待时间长了，再加上大量出汗，就很容易感觉干燥，中医称这种现象叫伤阴。具体表现就是过敏性咽炎、咳嗽。如果出现这种情况，就可以食用绿豆百合汤了。

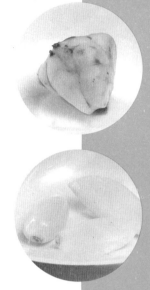

百合
大蒜饮

取新鲜百合1个，大蒜3瓣，蜂蜜少许。将百合和大蒜捣烂，加入蜂蜜，用冷开水冲服。

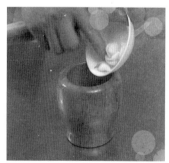

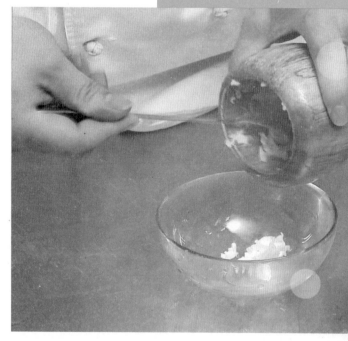

功效:

该食疗方可起到降血脂、抗癌的功效。

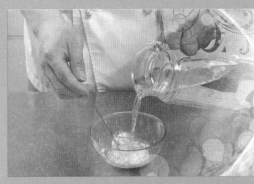

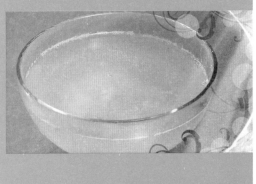

点评:

蔡德亨：人上了年纪就容易咳嗽，去医院做身体检查时会发现，原来是静动脉里有斑块，时间长了，增加心脏负担。而且得了这种病的老人常有一种通病，就是认为自己身体没什么大毛病，拒绝吃药。对这种情况，我建议可以为老人制作一杯百合大蒜饮。

李文友：大蒜有抗肿瘤的作用，百合也有很强的抗肿瘤作用，而且百合里还含有微量的秋水仙碱和其他一些生物碱。现代科学证明，百合对肿瘤细胞的生长具有一定的抑制作用。事实上，临床上也常常把百合用作辅助疗法。所以，百合和大蒜的搭配对于抗肿瘤是具有一定疗效的。

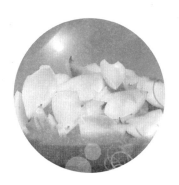

取百合 10 克，青津果
10 克。将上述食材一同放入
水中，煎煮 20 分钟，每日
服用 300 毫升，当茶饮即可。

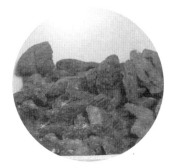

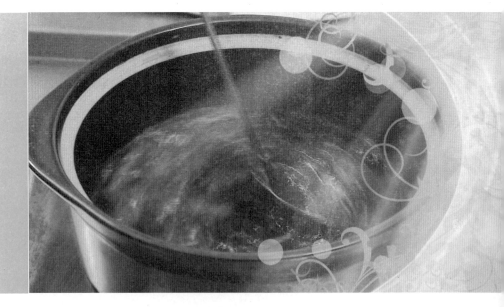

功效：

该食疗方可起到利咽、使咽喉充血改善的功效。

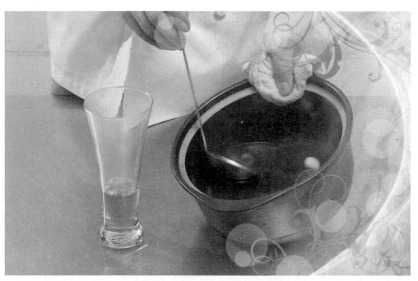

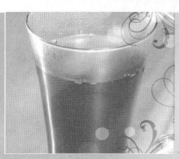

点评：

蔡德亨：很多老年人患有慢性咽炎，这种老年性咽炎很难治愈，目前也没有这方面的特效药，所以我建议可以通过食疗的方式来缓解症状。具体怎么做呢？可以去药店买一种叫青津果的药材，百合和青津果各10克，一起炖好当茶来喝。

百合
莲子粥

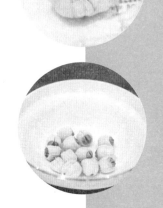

　　百合 10 克，莲子 10 克，大米若干。先将百合与莲子在水中浸泡 30 分钟，在锅中加入水，待水烧开后放入大米，先以大火煮 10 分钟左右，然后放入浸泡过的百合与莲子，再以小火慢慢熬 30 分钟左右即可。

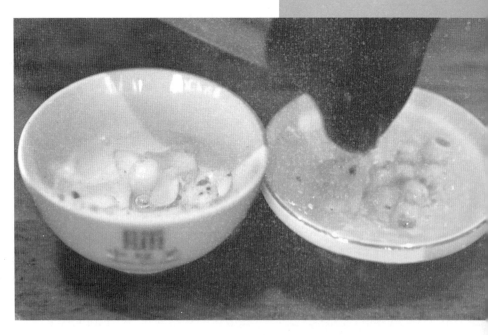

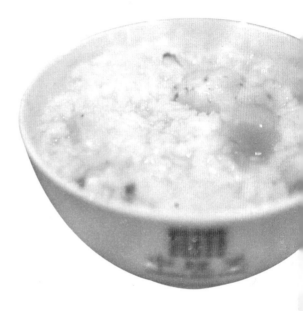

功效：

　　百合有养心安神、健脾、补肾的作用，用百合和莲子一起煮粥，具有补肺、润肺、消除疲劳和润燥止咳的作用。

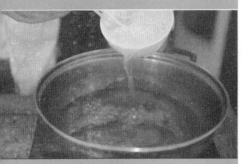

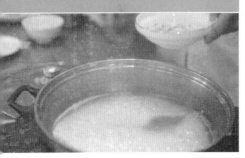

点评：

　　李文友：百合莲子粥是非常好的一款粥。首先，百合是非常适合在秋天食用的一种食材，从中医药理来说，它归心经和肺经，归心经具有清心安神的作用，归肺经则有养阴润肺的功能，特别适合秋天食用，对于平秋燥、肺燥、肺阴不足具有一定疗效。而莲子具有温补脾阳的功效，也可以通过吃莲子来补脾阳，从而间接起到养肺的作用。

洋葱

洋葱是菜肴的主要调味品，亦可生食，煎煮不宜过久。洋葱味甘、微辛，性温，归心、脾、胃经。洋葱具有杀虫祛湿、温中消食、化肉消谷、提神健体、降血压、消血脂的功效，主治外感风寒无汗、鼻塞、食积纳呆、宿食不消、高血压、高血脂、痢疾等症。

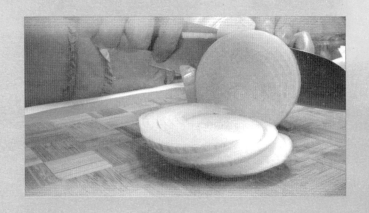

洋葱色拉

洋葱1个，小番茄7~8颗，球生菜300克，色拉酱100毫升。将洋葱切成块放入盘中，与空气充分接触5分钟，将切好的球生菜、小番茄放入器皿中，再将洋葱放入盘中，然后加入色拉酱，即可制成鲜美的洋葱色拉。

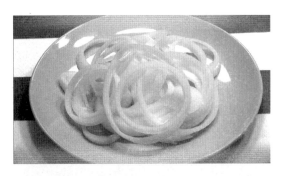

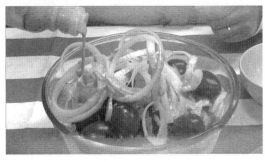

点评:

沈红艺:西伯利亚的冬天严寒漫长,那里的人们靠什么来增加体力、提高免疫力呢? 答案就是洋葱。洋葱不仅可以驱寒,还具有很强的杀菌、杀病毒的作用。大家都有这样的体会,吃色拉的时候,如果没有色拉酱就感觉味道很淡,无法下咽,而这时候加上几片洋葱,味道马上就提起来了。在国外,医生都会要求高血压患者多吃洋葱,因为一个人假如每天都吃洋葱,盐的摄入量肯定就会减少,而大家都知道,过量的食盐摄入是引发高血压的元凶。

功效:

具有杀菌抗癌、增强免疫力等功效,有益心血管的健康。

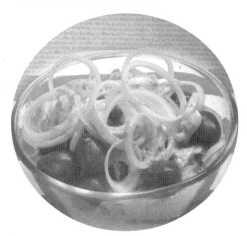

洋葱
味噌汤

白味噌 20 克，洋葱 100 克，豆腐 150 克，海带丝 20 克，紫菜少许。先将洋葱切成薄片备用，再将洗净的海带丝放入水中煮沸 5 分钟；放入洋葱和豆腐，最后放入紫菜和味噌，待煮沸 3 分钟即可出锅。

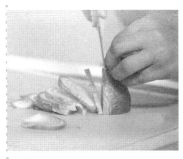
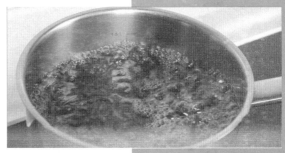
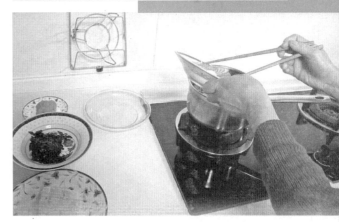

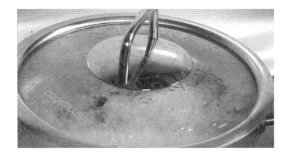

功效：

用于发汗退烧和感冒的治疗。

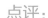

点评：

沈红艺：日本有一道非常著名的味噌汤，是在早晨喝的。味噌汤里有三种食材：洋葱、豆腐和海带。早上起来喝一碗热乎乎的味噌汤，会觉得一天都非常有力气。喝一碗热的洋葱味噌汤能够预防感冒，同时还可以增加体温。

李文友：从成分上来讲，这三种食材都非常健康，豆腐补脾益胃，还能补虚；海带具有很好的保健作用，还能排毒；洋葱可以驱寒。这三种健康的食材搭配在一起，就组成了这一道健康的汤。

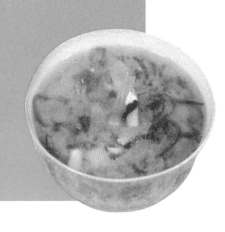

洋葱番茄汁

白皮洋葱半个，番茄 3 个，红葡萄酒 4 勺。先将洋葱去皮去根，切成薄片备用；然后将番茄去蒂、切成小块，并与洋葱一起放入榨汁机内榨成汁，再倒入盛有葡萄酒的杯中即可。

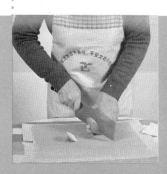
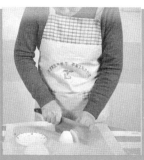

功效：

该食疗方具有预防肿瘤、改善痛风，保护心血管、增强免疫力等功效。

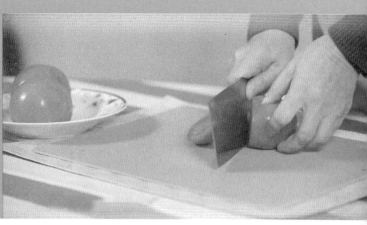

点评：

李文友：除了预防感冒、杀菌、增加抵抗力之外，洋葱里包含的一些化学成分，对人们日常预防疾病和改善身体状态都有很大作用。

沈红艺：洋葱里包含着一种独特的成分，那就是前列腺素 A，这是洋葱所独有的成分，迄今为止，在别的蔬菜里没有发现。这一物质对于"三高"人群极具疗效，所以我们建议，只要条件允许，"三高"人群应该每天都吃洋葱。

李文友：近年来洋葱浸红酒的吃法非常流行，作为一个食疗方，它主要用于痛风的辅助治疗，也是一个中西结合的治疗痛风的偏方。做法很简单，将洋葱切片浸入红酒，放入冰箱冷藏。1周后，即可取出，喝红酒，吃洋葱。调查发现，这道食疗方对改善痛风有很好的作用。

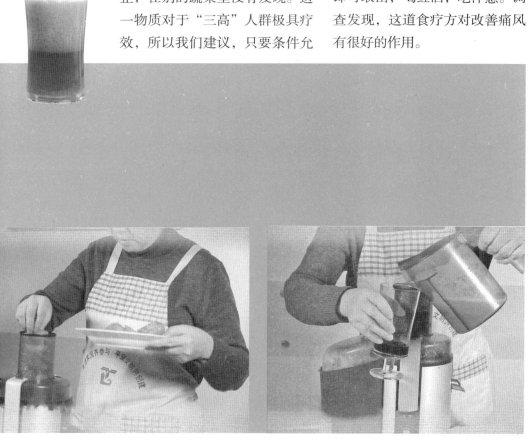

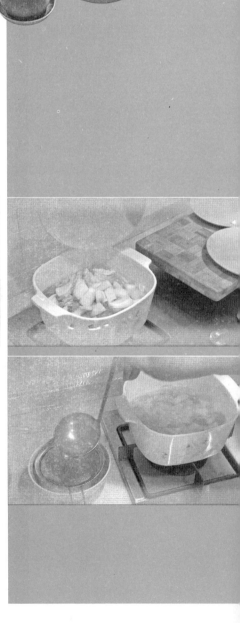

洋葱
蔬菜汁

洋葱1个，卷心菜100克，胡萝卜100克。将胡萝卜、卷心菜和洋葱分别切成丁，放入锅中，加入冷水烧开，用小火炖2分钟，将锅中的洋葱蔬菜水滤出即成。可直接给儿童喂食，也可用汁蒸蛋或加入其他食物中给儿童食用。

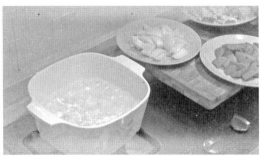

功效：

可让儿童从小接受洋葱的味道，并能增加营养，增强免疫力。

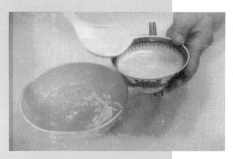

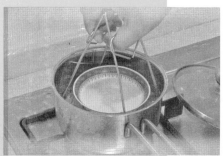

李文友：多吃洋葱对便秘也有好处。

沈红艺：洋葱内包含的膳食纤维比较多，同时它的独特气味及其他有效成分能够增强胃肠道的蠕动力，刺激胃液的分泌。也就是说，吃洋葱可以加强大肠的运动能力，促进粪便的排出，是有医学根据的。

据国外的部分资料显示，每天早晨吃100克洋葱，就可以满足一整天人体对维生素和矿物质的需求。所以我建议大家每天早晨都吃一些洋葱。但是洋葱味道比较冲，很多人担心吃了洋葱以后，口气重，会给工作和生活造成不便。那么，有什么办法可以去除洋葱的味道呢？我建议大家可以早起做一道味噌汤，海带、豆腐同食，可以减少洋葱的味道。但如果吃色拉的话，最好还是晚上吃。

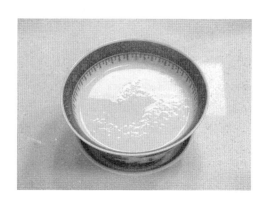

茄子

又名落苏、昆仑瓜、矮瓜、茄、紫茄、白茄。味甘，性凉，归脾、胃、大肠经。《本草纲目》中说"茄性寒利，多食必腹痛下利"。茄子具有清热活血、消肿止痛的功效，用于热毒痈疮、皮肤溃疡、口舌生疮、痔疮下血、便血、衄血等。

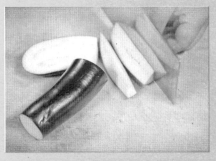
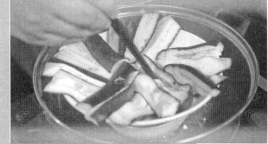
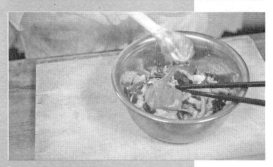

凉拌茄泥

茄子1个，芝麻酱3勺，蒜末少许。茄子去蒂，切成条状；将条状的茄子放在蒸屉中蒸至酥烂，约30分钟；再加盐，并用筷子把茄子捣成泥状，拌入芝麻酱；最后撒上蒜末即可。

点评:

李文友: 茄子有一个特点，通俗地讲就是刮油。许多人都有这样的经验，烧茄子的时候一定要多放点油，因为它特别能吸油。为什么茄子这么能吸油呢？那是因为茄子里含一种抑制角苷的物质，对降低胆固醇具有很好的疗效。

当然了，茄子也是一种非常好的食物，富含蛋白质、碳水化合物、钙、磷、铁、胡萝卜素等。传统中医认为，茄子还是一种活血化瘀、清热排毒的食物，对于那些平时肉类摄入量大，患有"三高"症、代谢综合征，以及部分糖尿病、高血压患者都非常适合。

还需要特别说明的是，茄子里镁的元素含量很高，它具有软化血管的作用，可以用于改善血管的通透性，因此，心脑血管疾病患者尤其适合食用茄子。

很多人都说，茄子要少吃，那是因为茄肉比较松，能吸油，所以一般做出来显得很油腻。茄子通常有几种吃法：一是烧茄子，这道菜非常油；一是炸茄盒，油炸食品，里面的油更多，还有炒茄丁，也全是油。从这个角度来说，确实是应该少吃茄子。

最健康的茄子吃法就是凉拌茄泥。这道菜有三个特点：一是用油少；二是采用蒸的烹饪方式，维生素流失少；三是保留了茄子皮。所以我推荐凉拌茄子。

功效:

该食疗方具有清热散瘀、软化血管的功效。

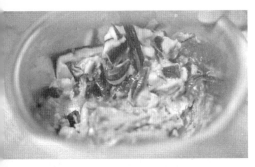

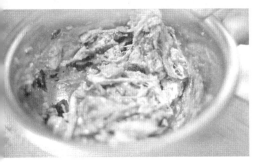

紫甘蓝

紫甘蓝是结球甘蓝中的一种，由于它的外叶和叶球都呈紫红色，故名。紫甘蓝营养丰富，含有丰富的维生素C、维生素E和B族维生素以及丰富的花青素苷和纤维素等，对高血压、糖尿病患者有较大益处。紫甘蓝中含有的大量纤维素，能够增强胃肠功能，促进肠道蠕动，以及降低胆固醇水平。

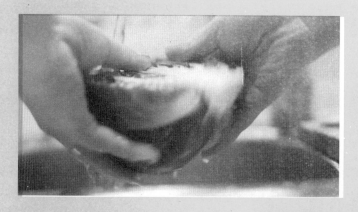

凉拌紫甘蓝

将紫甘蓝洗净，切成丝，放入盘中，加入油醋汁，再加入少许橄榄油，搅拌均匀后即可食用。

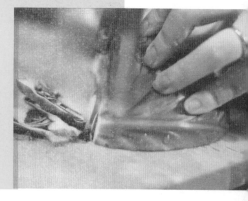

功效：

　　该食疗方具有抗衰老、排毒的功效。

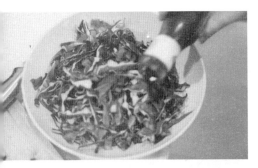

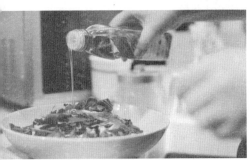

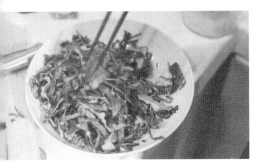

点评：

　　田胜利：许多紫色的食物，如葡萄、蓝莓、桑葚等，都具有排毒的作用。这道凉拌紫甘蓝就是利用了紫甘蓝的排毒特性，同时它的纤维含量也很高。

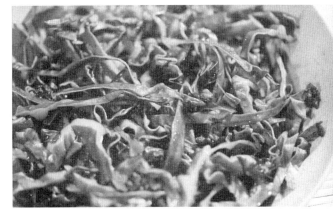

马兰头

又名路边菊、田边菊、马兰、马菜。味辛，性凉；归肝、胃、肺经。马兰头具有凉血止血、清热利湿、解毒消肿的功效；主治吐血、崩漏、紫癜、创伤出血、黄疸、泻痢、水肿、淋浊、感冒、咳嗽等。

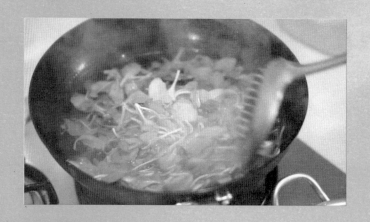

马兰头双菇笋片

先把马兰头择洗干净，去掉老根，春笋去壳洗净，对半剖开。杏鲍菇和香菇洗净切片。锅中的水烧开，分别放入马兰头和春笋焯水，捞出之后过凉水。马兰头沥去水分切碎，春笋拍松切成条。锅烧热后加油，放入马兰头和菇片，煸炒至软。倒入春笋翻炒片刻。最后倒入少许鲜酱油，翻炒均匀，即可出锅。

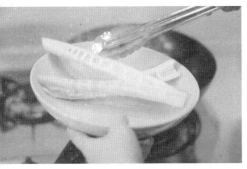 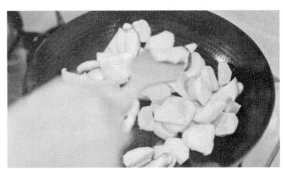

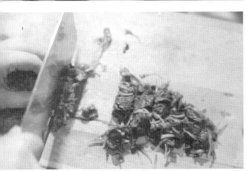 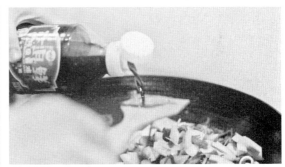

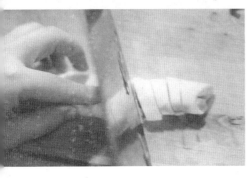

功效：

　　以上三种食材聚合
在一起，具有很好的升
发作用。

点评：

　　田胜利：更重要的是，它们
还有很好的解毒作用，可以清除
人体内的垃圾。

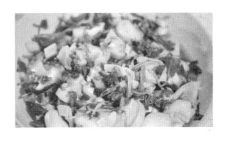

芫荽（香菜）

别名胡荽、香菜、香荽等。《本草纲目》称"芫荽性味辛温香窜，内通心脾，外达四肢"。香菜性温，味辛，入肺、胃经。香菜具有发汗透疹、消食下气、醒脾和中之功效，主治麻疹初期透出不畅、食物积滞、胃口不开、脱肛等病症。

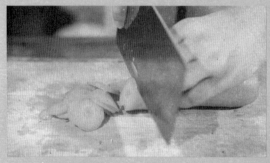
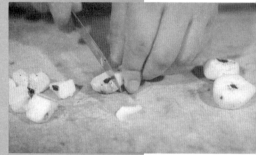
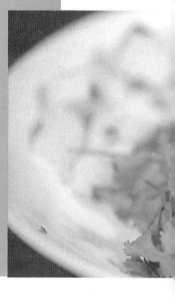

芫荽透疹饮

芫荽 60 克，荸荠 40 克，胡萝卜 100 克。将芫荽、胡萝卜、荸荠洗净，切碎；先将胡萝卜、荸荠放入锅中，加水 1 200 毫升，煎至 600 毫升，再加芫荽稍煮即可。温热饮用，连服 3~5 天。注意：芫荽入锅不可久煎，否则有效成分容易挥发。

功效：

发表透疹，能够将人体内的毒邪发出来，具有抗过敏功效。

点评：

李文友：芫荽是一种非常好的食材，具有芳香醒脾的功效，同时还有祛风透疹的作用，对于胃肠过敏反应有很好的调节作用。

田胜利：荸荠可以化痰消结，对于导致过敏的根本病理有清除的作用。

李文友：荸荠同时还有开胃消食的作用。

田胜利：这道菜里还有适量胡萝卜，从视觉和味觉上说，用胡萝卜炖出来的汤既好看又好喝。

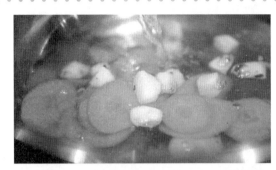

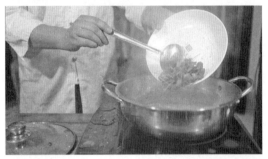

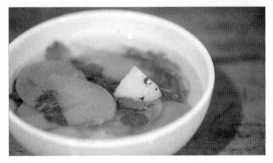

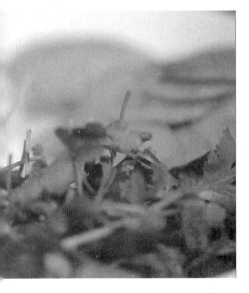

李文友：胡萝卜里含有 β 胡萝卜素，具有非常好的抗过敏作用，所以多吃胡萝卜也是非常好的。这道菜里的三种食材，荸荠、芫荽、胡萝卜都具有抗过敏作用。

韭菜

又名草钟乳、起阳草、长生草、扁菜，中医称之为"洗肠草"。韭菜入药的历史可以追溯到春秋战国时期。《本草纲目》云，韭菜"生汁主上气，喘息欲绝，解肉脯毒"。韭菜性温，味甘、辛；归肝、胃、肾经。有补肾助阳、温中开胃的功效，

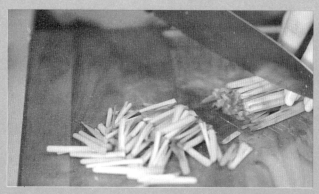
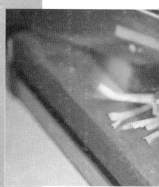

韭菜香菜汁

将半斤韭菜切成段，再取一些香菜切成小段，放入榨汁机内榨汁。如果不喜欢韭菜的气味，也可以加一勺蜂蜜来调和。

功效：

补虚温阳，对阳痿等症状有改善作用。

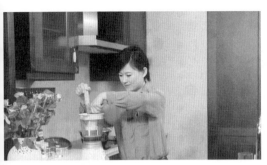
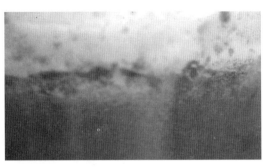

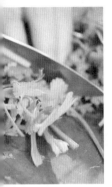

点评：

　　李文友：古人认为韭菜有温阳的作用，并且比较强劲。

　　蔡德亨：有的人结婚几年了，一直没生孩子，就希望能找到一个好的食疗方来调养身体，那不妨试试这个韭菜香菜汁。这两种食材都有着透发作用，很多人认为它们可以解表，比如小孩子生麻疹，用一点香菜升发一下就好了；假如感冒了，拿香菜和生姜一起煮汤喝，很快就能好。但是大家都忽视了一点，香菜也有强劲的作用，可以提高精子活力，和韭菜相搭配合，功效就更强了。

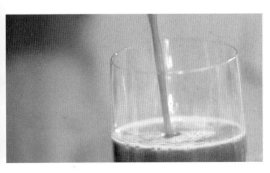
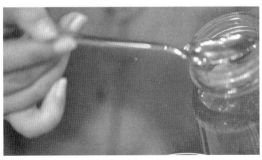

韭菜
炒春笋

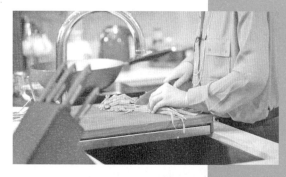

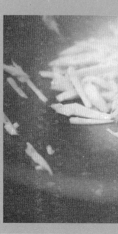

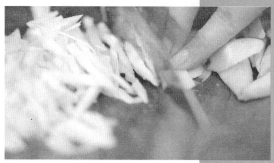

　　韭菜、春笋、盐适量。
韭菜择好洗净后切段备用。
春笋剥皮，切成跟韭菜一
样长的段，然后改刀切丝。
热油锅，先放入笋丝，待
笋丝炒熟后，加入韭菜，
放少许糖和适量的盐，快
速煸炒即可出锅。

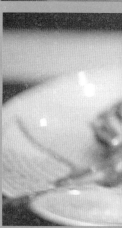

功效：

　　可以帮助缓解便秘症状。

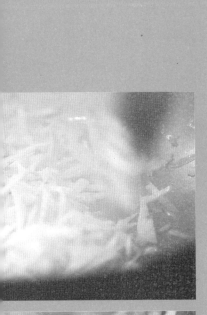

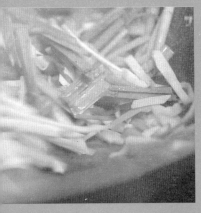

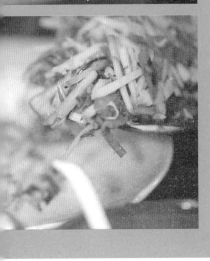

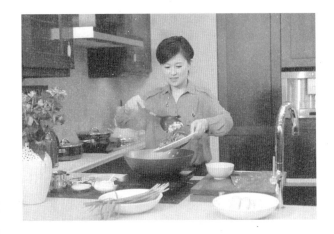

点评：

李文友：古人认为韭菜有一个宽肠通便的作用。用现代营养学观念来分析，这是因为韭菜里含有比较多的粗纤维，或者不溶于水的膳食纤维，这些物质进入人体肠道后，可以吸收肠道内的水分，开始膨胀，变得像一张网或者一把扫帚一样，将肠道里的垃圾、粪便以及有毒物质刮下来，这一过程形象地说就叫"洗肠"。

蔡德亨：还有一种食材也富含膳食纤维，那就是春笋。竹笋不仅膳食纤维含量丰富，还含有大量高蛋白且无脂肪，这些微量元素对人体来说都很有好处。由于竹笋里纤维含量比较高，与韭菜同炒，可以增加粗纤维的功效，对通大便很有好处。竹笋里还含有一种稀有元素——硒。很多人都知道，人体内缺硒就容易生肿瘤。当然，不是说只要补充硒就一定不会生肿瘤，但体内硒含量足够的话可以在很大程度上避免发生肿瘤的可能性。

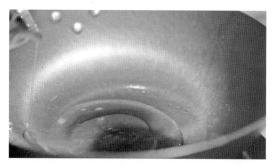

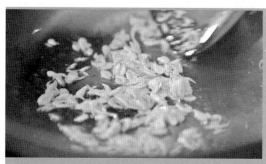

韭菜 200 克，虾皮
100 克，色拉油 50 克，
盐 3 克。韭菜洗净切成
3.5 厘米长的段；锅内放
油加热至五成热，放入
虾皮至色泽转深变酥时
控出油；投入韭菜，放
入精盐煸炒至韭菜断生、
色泽翠绿时，出锅装盘
即成。

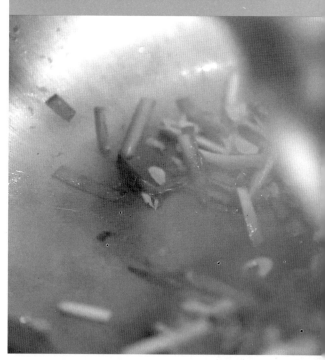

功效：

　　韭菜可以扩张血管，改善心脏功能，如果和虾皮同吃，效果更佳。这道菜尤其适合老年人食用。

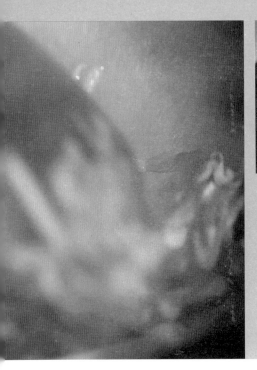

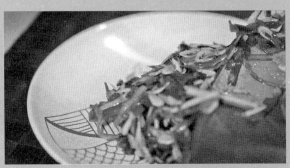

点评：

　　蔡德亨：虾皮内富含钙质，可以说，虾皮就是一个钙库，同时，含镁量也很高，镁元素对心脏有很大益处。人体内镁的含量够的话可以在很大程度上避免发生肿瘤的可能性。

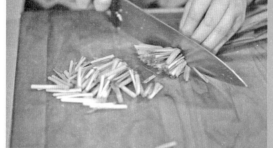
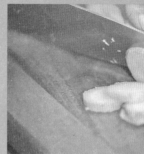
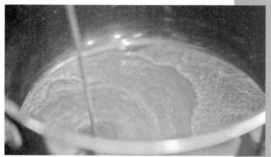

先把韭菜切成小段，生姜洗干
净切五六片。将韭菜和生姜榨成汁，
倒入锅中，再加入250克牛奶，搅
拌均匀。因为牛奶烧开的话会破坏
它的营养成分，所以不用烧开，只
要温度可以入口就可以了。

功效：

打嗝的时候可以喝一杯，能够帮
助缓解症状。

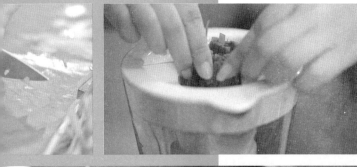

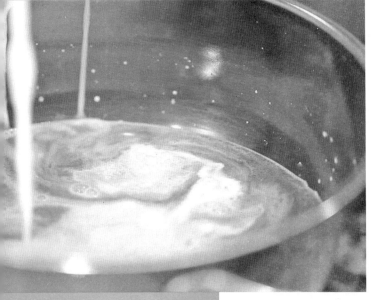

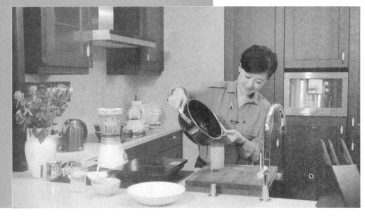

点评：

李文友：韭菜具有补虚温阳的功效，除此之外，还有一个非常重要的功效就是下气降逆。正常情况下，人体内气是往下走的，而一旦气逆上行，就会出现打嗝的情况。千万别小看打嗝，有时候甚至可能引发意外，特别是那些年纪大的老人，有时一个打嗝打得喘不上气来，很容易发生危险。这个时候，就可以喝一杯韭菜牛乳汤，很快就能得到缓解。

蔡德亨：在韭菜里面加牛乳是因为牛乳具有合胃、养胃的作用。胃最怕什么呢？怕气升。正常情况下，胃气应该下降，不降反升的时候就要打嗝了，这时候就要用到韭菜。同时配上牛乳可以合胃养胃，这样就可以缓解打嗝的情况。